中国医学临床百家

杨慧霞 /著

母胎医学

杨慧霞 2018 观点

科学技术文献出版社
SCIENTIFIC AND TECHNICAL DOCUMENTATION PRESS

·北京·

图书在版编目（CIP）数据

母胎医学杨慧霞2018观点 / 杨慧霞著. —北京：科学技术文献出版社，2018.4
（2019.8重印）

ISBN 978-7-5189-3670-0

Ⅰ.①母…　Ⅱ.①杨…　Ⅲ.①胎儿疾病—常见病—诊疗　Ⅳ.① R714.5

中国版本图书馆 CIP 数据核字（2017）第 290946 号

母胎医学杨慧霞2018观点

策划编辑: 袁婴婴　责任编辑: 巨娟梅　袁婴婴　责任校对: 张吲哚　责任出版: 张志平

出　版　者	科学技术文献出版社
地　　　址	北京市复兴路15号　　邮编　100038
编　务　部	（010）58882938，58882087（传真）
发　行　部	（010）58882868，58882870（传真）
邮　购　部	（010）58882873
官 方 网 址	www.stdp.com.cn
发　行　者	科学技术文献出版社发行　全国各地新华书店经销
印　刷　者	北京虎彩文化传播有限公司
版　　　次	2018年4月第1版　2019年8月第4次印刷
开　　　本	710×1000　1/16
字　　　数	115千
印　　　张	13　彩插10面
书　　　号	ISBN 978-7-5189-3670-0
定　　　价	108.00元

序
Foreword

韩启德

　　欧洲文艺复兴后，以维萨利发表《人体构造》为标志，现代医学不断发展，特别是从19世纪末开始，随着科学技术成果大量应用于医学，现代医学发展日新月异，发生了根本性的变化。

　　在过去的一个世纪里，我国现代化进程加快，现代医学也急起直追。但由于启程晚，经济社会发展落后，在相当长的时期里，我国的现代医学远远落后于发达国家。记得20世纪50年代，我虽然生活在上海这个最发达的城市里，但是母亲做子宫切除术还要到全市最高级的医院才能完成；我患猩红热继发严重风湿性心包炎，只在最严重昏迷时用过一点青霉素。20世纪60—70年代，我从上海第一医学院毕业后到陕西农村基层工作，在很多时候还只能靠"一根针，一把草"治病。但是改革开放仅仅30多年，我国现代医学的发展水平已经接近发达国家。可以说，世界上所有先进的诊疗方法，中国的医生都能做，有的还做得更好。更为可喜的是，近年来我国医学界开始取得越来越多的原创性成果，在某些点上已经处于世界领先地位。中国医生已经不再盲从发达国家的疾病诊疗指南，而能根据我们自己的经验和发现，根据我国自己的实际情况制定临床标准和规范。我们越来越有自己的东西了。

要把我们"自己的东西"扩展开来，要获得越来越多"自己的东西"，就必须加强学术交流。我们一直非常重视与国外的学术交流，第一时间掌握国外学术动向，越来越多地参与国际学术会议，有了"自己的东西"也总是要在国外著名刊物去发表。但与此同时，我们更需要重视国内的学术交流，第一时间把自己的创新成果和可贵的经验传播给国内同行，不仅为加强学术互动，促进学术发展，更为学术成果的推广和应用，推动我国医学事业发展。

我国医学发展很不平衡，经济发达地区与落后地区之间差别巨大，先进医疗技术往往只有在大城市、大医院才能开展。在这种情况下，更需要采取有效方式，把现代医学的最新进展以及我国自己的研究成果和先进经验广泛传播开去。

基于以上考虑，科学技术文献出版社精心策划出版《中国医学临床百家》丛书。每本书涵盖一种或一类疾病，由该疾病领域领军专家撰写，重点介绍学术发展历史和最新研究进展，并提供具体临床实践指导。临床疾病上千种，丛书拟以每年百种以上规模持续出版，高时效性地整体展示我国临床研究和实践的最高水平，不能不说是一个重大和艰难的任务。

我浏览了丛书中已经完稿的几本书，感觉都写得很好，既全面阐述有关疾病的基本知识及其来龙去脉，又介绍疾病的最新进展，包括笔者本人及其团队的创新性观点和临床经验，学风严谨，内容深入浅出。相信每一本都保持这样质量的书定会受到医学界的欢迎，成为我国又一项成功的优秀出版工程。

《中国医学临床百家》丛书出版工程的启动，是我国现代医学百年进步的标志，也必将对我国临床医学发展起到积极的推动作用。衷心希望《中国医学临床百家》丛书的出版取得圆满成功！

是为序。

作者简介
Author introduction

杨慧霞，女，主任医师，教授、博士生导师。现任北京大学第一医院妇产科主任，北京大学妇产科学系主任。

1986年毕业于山东医科大学医疗系，1992年毕业于北京医科大学获医学博士学位。2000—2002年在美国哈佛医学院Brigham and Women's Hospital任访问学者并从事博士后研究。现主要研究方向为高危妊娠、母胎医学等。承担多项国际和国家及北京市等基金，已经发表中、英文专业论文近600余篇，主编及主译20余部专业书籍。

担任中华医学会围产医学分会前任主任委员兼妊娠期糖尿病协作组组长，中华医学会妇产科学分会常务委员兼全国产科学组组长，中国医师协会妇产科医师分会常务委员兼母胎医学专业委员会副主任委员，中华预防医学会生命早期发育与疾病防控专业委员会主任委员，妇幼健康研究会母胎医学专业委员会主任委员，妇幼健康研究会儿童早期发展专业委员会副主任委员，中国妇幼保健协会妇幼健康教育专业委员会副主任委员，北京医学会围产医学专业分会候任主任委员，北京医学会妇产科分会副主任委员，北京市产前诊断及产科急危重症抢救专家组专家，国际妇产科联盟（FIGO）母胎医学专家组专家，国际健康与疾病发育起源（DOHaD）学会理事成员，世界卫生组织（WHO）妊娠期糖尿病诊断标准专家组专家，FIGO "关于青少年及育龄女性妊娠前和妊娠营养" 区域特使。

担任《中华围产医学杂志》总编辑，《中华妇产科杂志》副总编辑，《中华妇幼临床医学杂志》《中华产科急救电子杂志》《妇产与遗传》《中国医学前沿杂志（电子版）》副主编，《中华医学杂志（英文版）》《The Journal of Maternal-fetal & Neonatal Medicine》《中国实用妇科与产科杂志》《现代妇产科进展杂志》等杂志常务编委及编委。

荣获国内科研及医疗多项奖项。2014 年荣获中国科学技术协会全国优秀科技工作者。2015 年荣获第四届中国女医师协会五洲女子科技奖。2015 年荣获中国妇女发展基金会百姓身边的优秀妇幼人。2015 年荣获 2014—2015 年度中国十大妇产医师。2016 年入选 2017 年度科技北京百名领军人才培养工程。2017 年荣获国之名医·卓越建树奖。

团队介绍
Team introduction

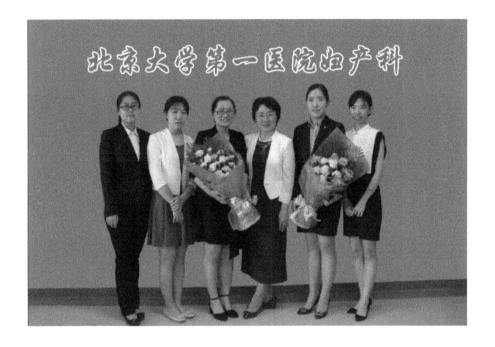

本书《母胎医学杨慧霞 2018 观点》由杨慧霞教授及其团队部分成员共同完成。

左一：张梦莹，女，2009 年就读于北京大学医学部临床八年制专业，2017 年获得临床博士学位，现就职于北京大学第一医院。主要研究方向为早产的预测及干预等。2017年获中国妇产科学术会议优秀论文三等奖。在国内核心期刊发表论文多篇，多次参加国内学术会议进行学术交流。

左二：张慧婧，女，北京大学医学部2017届临床医学八年制博士，目前就职于北京大学第一医院妇产科。曾赴美国加州大学洛杉矶分校、香港中文大学妇产科及台湾进行短期交流。主要致力于胎儿医院及胎盘植入方面的研究，2017年获中国妇产科学术会议"英文论文竞赛"二等奖，发表1篇SCI及多篇国内核心期刊论文。

左三：李博雅，2012年毕业于中南大学湘雅医学院临床医学专业，2017年获北京大学妇产科专业型博士学位，现就职于北京大学第一医院。主要研究方向为妊娠期高血压疾病、电子胎心监护等方面。以第一作者身份在核心期刊和SCI期刊发表多篇文章，多次在国内外学术会议进行大会发言及壁报交流，参与了中华医学会《新产程标准及处理的专家共识（2014）》及《电子胎心监护应用专家共识》的编写工作。

右一：王晨，女，2017年7月毕业于北京大学医学部，并获博士学位。毕业后留任北京大学第一医院妇产科从事临床工作。主要研究方向为妊娠合并糖尿病、超重和肥胖妊娠及生活方式干预在改善不良妊娠结局中的作用。以第一作者身份发表文章 24 篇，其中 SCI 文章 6 篇，最高影响因子（IF）8.934。参加国际大会 6 次，口头发言 3 次，壁报展示 4 篇，并多次在全国妇产科学术会议上获得英文论文竞赛一等奖。此外，以参与完成人获得 2015 年及 2017 年妇幼健康科学技术奖科技成果一等奖。

右二：冯烨，女，2009 年就读于北京大学医学部临床八年制专业，2017 年获得临床博士学位，现就职于北京大学第一医院。导师为杨慧霞教授，研究方向集中于孕期口服降糖药的使用和母体肠道微生态方面的研究。以第一作者身份在核心期刊和 SCI 期刊发表多篇文章，参加过多次国内外学术会议并进行了大会发言及壁报交流。

前 言
Preface

在我国社会经济迅猛发展的大背景下，人们生活条件得到改善，社会经济发生了转型，这也促使我国国民的疾病谱发生了巨大变化——非感染性疾病（心血管疾病、糖尿病、高血压病等）发病率升高，对人们生命健康的危害越来越大。另外，社会对母婴健康的需求和期望达到了前所未有的高度，母胎医学，这一新学科整合了传统产科学、影像学、遗传学、发育学等多学科的基础上发展而来，因致力于母婴健康、减少出生缺陷、提高出生人口素质而备受关注。

为减少慢性疾病的发生，如何通过孕期保健干预给胎儿创造理想的宫内环境以减少日益增加的成年期慢性及代谢性疾病的发生，也成了国内外广大产科医师关注的热点问题。

近年来越来越多的流行病学、临床及动物研究均证实，生命早期（胚胎、胎儿、婴儿期）环境对其成年后的健康和疾病有重要影响，2000年国际上正式提出了健康与疾病的发生起源（developmental origins of health and disease，DOHaD）假说。DOHaD理念认为，心血管疾病、糖尿病、慢性呼吸系统疾病、癌症等成年慢性非传染性疾病的病因并不限于多基因遗传和成年生活方式的选择，胎儿宫内环境可能对这些慢性疾病产生影响。DOHaD学说对产科临床的挑战在于围绕宫内环境对成年期疾病影响的机制，涉及胎儿发育关键阶段营养，以及其他因素通过对基因表达的影响，即表观遗传学引发疾病发生，而且这种基因调控功能的改变可以隔代遗传。

随着"二胎政策"的放开，中国产妇的人口学特点的变化更加凸显——高龄、超重和肥胖、伴随慢性高血压及糖代谢异常等代谢疾病增多，导致妊娠期高血压疾病、妊娠期糖尿病等妊娠期代谢综合征发病率升高。与剖宫产史相关的瘢痕妊娠、凶险性前置胎盘和胎盘植入等病例增多，给妇产科临床带来了更大的挑战。本书主要针对母胎医学中母体医学方面，就本课题组近年关注的妊娠期糖脂代谢问题、子痫前期、宫内感染、胎盘植入等方面，根据课题组相关研究数据和国内外研究进展进行阐述和讨论。

健康所系，性命相托，产科医师肩负着重要的使命，产科工作已不只是传统意义上迎接新生命的到来，更要为新生命一生的健康而努力；母胎医学承载的已经不仅是母婴两代人的健康，更可能对未来几代人的健康产生深远影响。

目 录
Contents

妊娠合并代谢综合征处理策略的新观点 / 001

1. 超重和肥胖现已在全球广泛流行，且成为首要的疾病负担 / 002

2. 超重和肥胖妊娠可对母儿造成多种近远期不良影响 / 004

3. 超重和肥胖女性应做好孕前准备 / 005

4. 超重和肥胖孕妇妊娠期应保持健康生活方式，并严格控制孕期体重
   增长 / 006

5. 应加强对超重和肥胖孕妇妊娠并发症的筛查、诊断和管理 / 007

6. 超重和肥胖孕妇产后应母乳喂养，并继续保持健康的生活方式促进
   体重回降 / 008

2015 年 FIGO 有关妊娠期高血糖诊治的新观点 / 014

7. 妊娠期高血糖包括孕前糖尿病和妊娠期糖尿病 / 015

8. 妊娠期高血糖与母儿近远期不良妊娠结局密切相关 / 017

9. 有关 HAPO 研究成果 / 018

10. PGDM 及 GDM 高危女性应在妊娠前详细计划并准备 / 020

11. 生活方式干预是妊娠期高血糖的一线治疗策略 / 021

12. 妊娠期高血糖的治疗药物包括胰岛素和口服降糖药，但我国暂未将口服降糖药物纳入妊娠期治疗糖尿病的注册适应证 / 023

13. 妊娠期高血糖孕妇需密切监测血糖并控制状况，同时兼顾妊娠并发症与胎儿发育状况 / 024

14. 需重视 GDM 患者的产后随访 / 025

妊娠期脂代谢紊乱的研究进展 / 030

15. 妊娠期血脂水平不是一成不变，而是处于逐渐升高的动态变化过程中 / 030

16. 基于我国人群探讨孕前不同体重指数、孕妇孕早期及晚期血脂水平的变化 / 032

17. 脂代谢异常可引起不良妊娠结局的发生 / 033

18. 孕早期血脂和空腹血糖在不同孕前体质指数分层中对妊娠期糖尿病的预测作用 / 035

妊娠期运动建议 / 039

19. 妊娠期合理运动有诸多益处 / 039

20. 妊娠期运动以中等强度为宜 / 043

21. 妊娠期可进行不易引起摔倒和腹部撞击的有氧运动及抗阻力运动 /045

22. 妊娠期运动禁忌证 / 046

FIGO 关于青少年女性及育龄女性妊娠前和妊娠期营养建议 / 048

23. 营养不良包括营养缺乏、营养过剩和微量营养素缺乏 / 049

24. 微量营养素的补充方法 / 049

25.FIGO 指南强调青少年及育龄女性的孕前和孕期营养非常重要 / 051

26.FIGO 指南中关于健康饮食的建议 / 052

27.FIGO 指南对青少年及孕前女性的营养建议 / 053

28.FIGO 指南对妊娠女性的营养建议 / 059

29.FIGO 指南对产后女性的营养建议 / 060

口服降糖药（二甲双胍、格列本脲）的孕期应用评价 / 063

30. 随着二胎时代到来，妊娠合并糖尿病发病率逐年攀升 / 063

31. 妊娠合并糖尿病临床指南建议孕期应用口服降糖药 / 064

32. 二甲双胍孕期应用的有效性和安全性证据 / 066

33. 二甲双胍用于妊娠期糖尿病的用药方案 / 073

34. 二甲双胍用于 2 型糖尿病合并妊娠的用药方案 / 075

35. 格列本脲孕期应用的有效性和安全性证据 / 076

36. 格列本脲用于妊娠期糖尿病的用药方案 / 078

37. 二甲双胍与格列本脲孕期应用的有效性与安全性比较 / 080

38. 应根据妊娠合并糖尿病患者的个体化特点选择治疗方案 / 082

39. 孕期应用口服降糖药的远期随访 / 083

40. 妊娠期糖尿病患者产后预防 2 型糖尿病的策略 / 083

子痫前期的异质性、分型、预测及预防 / 090

41. 子痫前期发病机制各种假说的核心都是胎盘缺血产生并释放一些因
   子进入母体循环 / 091

42. 螺旋小动脉重塑障碍可致胎盘缺血，但它并不是子痫前期发病的特
   异性原因 / 092

43. 内皮细胞活化 / 功能障碍是子痫前期的核心特征 / 092

44. 氧化应激、血管内炎症及血清中的 AT1 等可能与子痫前期发病相关 / 093

45. 部分子痫前期以血小板消耗和凝血物质激活为特征 / 095

46. 促 / 抗血管生成因子失衡状态在子痫前期的发病中起了重要作用 / 096

47. 子痫前期的二阶段模型理论 / 097

48. 单独症状或体格检查不应单独作为决定子痫前期患者分娩时机的指标 / 097

49. 尿蛋白是否作为重度子痫前期的诊断标准之一存在争议 / 098

50. 子痫前期靶器官损害还包括肝肾功能异常和血小板减少 / 099

51. 子痫前期风险预测模型能够有效评估患者发生不良产妇结局的风险 / 100

52. 早发型和晚发型被普遍接受为子痫前期的亚型 / 102

53. 以母体或胎盘因素为主的子痫前期分型 / 103

54. 血清学指标可能对子痫前期的分型提供帮助 / 104

55. 临床工作中主要通过病史等临床资料来区分子痫前期的高危人群 / 105

56. 血清学指标对子痫前期有不同程度的预测价值 / 106

57. 循环中血管因子水平对子痫前期具有预测价值 / 110

58. 理想的血清学预测因子应兼具敏感性和特异性，同时能够揭示疾病的发病机制 / 112

59. 通过超声检测 UAPI 可以预测子痫前期的风险，而通过联合筛查能够提高子痫前期的预测效能 / 113

60. 小剂量阿司匹林是预防高危孕妇子痫前期的一级预防措施 / 114

61. 低分子肝素在子痫前期预防中的循证医学证据 / 118

62. 肝素可能通过抗凝、改善血管内皮功能等机制预防子痫前期 / 121

63. 阿司匹林联合肝素在子痫前期预防中的循证医学证据 / 125

64. 抗氧化剂维生素 C 和维生素 E 的补充并不能降低子痫前期的

风险 / 126

65. 基础钙摄入量低 (600mg/d 以下) 的孕妇推荐每日补钙 1.5 ~ 2g / 126

66. 其他营养干预对子痫前期的预防价值尚不明确 / 127

67. 通过卧床休息或限制运动来预防子痫前期或其并发症证据不足 / 127

宫内感染的研究进展 / 143

68. 宫内感染的定义及分类 / 143

69. 宫腔操作及辅助生殖技术会增加宫内感染的发生 / 146

70. 宫内感染的微生物可由细菌、病毒、衣原体、弓形虫及支原体等微

生物引起 / 147

71. 宫内感染可导致母胎发生严重并发症 / 148

72. 胎盘病理绒毛膜羊膜炎及细菌培养是诊断宫内感染的金标准 / 151

73. 不同因子对宫内感染的预测价值 / 151

74. 宫内感染应及时处理 / 155

胎盘植入的产前预测及孕期管理 / 163

75. 胎盘植入的定义 / 163

76. 胎盘植入的发病机制 / 164

77. 胎盘植入的发病率逐年增加 / 164

78. 前置胎盘和剖宫产史是胎盘植入主要高危因素 / 165

79. 准确的产前诊断有助于改善母儿结局 / 166

80. 超声是用于胎盘植入产前诊断的有效手段 / 167

81. 核磁共振成像可用于辅助胎盘植入的诊断 / 170

82. 胎盘植入的手术原则 / 171

83. 止血带在胎盘植入手术中的应用 / 173

84. 腹主动脉球囊阻断的应用 / 174

85. 胎盘的处理方式 / 175

86. 胎盘植入的手术改进及评价 / 177

附录 1　国际妇产科联盟关于妊娠期糖尿病的建议 / 189

附录 2　FIGO 营养指南 / 193

妊娠合并代谢综合征处理策略的新观点

代谢综合征（metabolic syndrom，MS）是以中心性肥胖、糖尿病、高血压、血脂异常为主要特征的症候群，是人体蛋白质、脂肪、碳水化合物等物质发生代谢紊乱的病理状态。随着社会经济的发展和生活方式的改变，全球范围内肥胖和糖尿病患者数量急剧增长。而我国随着"二胎政策"的全面放开，高龄、超重和肥胖，以及有妊娠期糖尿病（gestational diabetes mellitus，GDM）病史的孕妇比例更是不断攀升，进而使孕期肥胖、高血压、糖尿病等 MS 的发生率也越来越高，大量孕妇面临健康的挑战和威胁，也对我国卫生经济带来沉重负担。

英国南安普顿大学流行病学家 Barker 教授早在 20 世纪 90 年代提出了"成人疾病的胎儿起源（fetal origins of adult disease，FOAD）"假说，这一假说是在发现胎儿孕中晚期营养不良会引起生长发育受限，导致成年期易患冠心病而提出的，即认为人的生长发育在胎儿时期就已经规划好了。此外，大量研究还发现，冠心病、动脉粥样硬化、2 型糖尿病、慢性支气管炎、骨质疏松、胰岛素抵抗及 MS 等也与出生时低体重有关。不仅如此，母亲孕期体型异常、妊娠期饮食营养、代谢和内分泌状态异常，都会引起胎儿和新生儿生理功能改变，进而增加成年期发生慢性疾病的概率。于是"成人疾病的胎儿起源"概念逐渐过渡到了"健康与疾病的发育起源（developmental Origins of health and disease，DOHaD）"理论。

DOHaD 理论强调，生命早期经历的所有不利因素，如孕妇超重、肥胖，代谢和内分泌状态异常，抑或营养不良，都会决定其子代未来患一些疾病的风险，并且这不仅仅特异性的局限于围孕期，引起胎儿和新生儿的生理功能改变，更会持续整个发育可塑期，增加成年期慢性疾病的发生。因此，加强对生命早期历程的关注，改善生命初始的不良因素，从生命早期开始干预，将有助于提高出生人口素质及其成年期后健康状况，从根本上减少我国肥胖、糖尿病、高血压等 MS 的发生，从而充分发挥早期生命干预的健康经济学效应，节约国家卫生资源。本篇将针对超重 / 肥胖、糖脂代谢异常和生活方式干预（运动和营养）的相关热点问题给出观点，并给予相应的前沿临床建议和实践措施。

1. 超重和肥胖现已在全球广泛流行，且成为首要的疾病负担

体质指数（body mass index，BMI）是目前用来衡量体质量

最为通用的指标，计算公式为体重（kg）/ 身高（m²）。世界卫生组织（world health organization，WHO）将 25 kg/m² ≤ BMI < 29.9 kg/m²、30 kg/m² ≤ BMI < 34.9 kg/m²、35 kg/m² ≤ BMI < 39.9 kg/m² 及 BMI ≥ 40 kg/ m² 分别定义为超重、一级肥胖、二级肥胖和三级肥胖。而由于种族差异，我国根据成人 2 型糖尿病的发生率，中国肥胖问题工作小组将我国成人超重定义为 24 kg/m² ≤ BMI < 28 kg/m²，肥胖定义为 BMI ≥ 28 kg/m²（表 1）。

表 1　世界卫生组织与我国肥胖问题工作组关于成人体质量的分层标准

	WHO BMI（kg/m²）	中国肥胖问题工作组 BMI（kg/m²）
低体重	< 18.5	< 18.5
正常体重	18.5 ～ 24.9	18.5 ～ 23.9
超重	25 ～ 29.9	24 ～ 27.9
肥胖	≥ 30	≥ 28
一级肥胖	30 ～ 34.9	
二级肥胖	35 ～ 39.9	
三级肥胖	≥ 40	

一项 Meta 研究显示，2013 年全球超重和肥胖的人群数量已高达 21 亿，相比 20 世纪 80 年代，成人超重和肥胖的发生率增加了 27.5%。其中，男性超重和肥胖的发生率从 28.8% 增加到 36.9%，女性从 29.8% 增加到 38.0%。近期一项历时 35 年、涵盖 195 个国家的调查研究更是指出，2015 年全球肥胖成年人数量已

达 6.037 亿（发生率 12%），相比 1980 年，有 73 个国家的肥胖人群比例增加一倍以上，并且在各年龄层中，女性肥胖发生率均高于男性。另一项基于 186 个国家超过 1920 万例人群的研究结果同样指出，全球成年女性的肥胖发生率高于男性，2014 年已分别达到 14.9% 和 10.8%，并预计在 2025 年，分别达到 25% 和 18%。而且，相比发达国家，低中收入水平国家肥胖发生率的增长幅度更明显，比如印度，1975 年肥胖女性的数量仅为 80 万，但在 2014 年达到 2000 万。我国同样面临着严峻的超重和肥胖问题。一项涉及全国的横断面调查研究显示，2003 年至 2009 年，我国成年女性超重和肥胖的发生率分别从 10.7% 和 5.0% 上升到 14.4% 和 10.1%。

2. 超重和肥胖妊娠可对母儿造成多种近远期不良影响

超重和肥胖的女性，自身容易合并慢性疾病，如 2 型糖尿病、高血压疾病、肾脏疾病等，并且生育力较低下。超重和肥胖的女性妊娠后，容易发生流产和妊娠并发症，如妊娠期糖尿病（gestational diabetes mellitus, GDM）、子痫前期（pre-eclampsia, PE）、妊娠期高血压疾病等。此外，超重和肥胖的孕妇在分娩时，剖宫产和产时并发症及早产的发生率明显增加。而超重和肥胖的孕妇在产后也容易出现产后出血、静脉血栓栓塞或泌乳时间缩短，且容易出现持续性的肥胖，并罹患一些慢性疾病，如高脂血症、2 型糖尿病、心脏疾病及高血压等。

超重和肥胖孕妇的子代,在围孕期容易发生先天性畸形、巨大儿、大于胎龄儿(large for gestational age, LGA)、滞产、肩难产及新生儿低血糖等,尤其在远期容易发生超重、肥胖、2 型糖尿病、慢性心血管疾病、代谢综合征等。进而在代际间引起"超重——慢性非传染性疾病"的恶性循环。

3. 超重和肥胖女性应做好孕前准备

超重和肥胖的女性在妊娠前,应计划妊娠,并控制体重,且最好使自身 BMI 达到 18.5 ~ 23.9 kg/m² 的正常范围后再妊娠,即使体重降低不能达到正常范围,有研究指出,超重和肥胖女性妊娠前体重减少 5% ~ 7% 也可显著改善代谢健康。也有研究证实,对于需要生殖医学辅助受孕的肥胖女性,妊娠前体重下降 5% 可明显增加辅助生殖技术成功率。但是,英国国家卫生与临床优化研究所(national institute for Health and care excellence, NICE)建议,超重和肥胖女性妊娠前体重减低速度不应超过 0.5 ~ 1.0 kg/ 周。减重的方式包括饮食管理和运动锻炼,而对于一些个例,也可以考虑采用减肥手术。一些研究指出,行减肥手术后妊娠可在一定程度上降低某些不良结局,如 GDM 和妊娠期高血压疾病的发生。但是,也有研究认为,减肥手术后妊娠女性的子代儿童期发生内分泌系统疾病的风险显著增加。然而目前,对于行减肥手术后多久再妊娠尚无明确的推荐,但美国妇产科医师学会(American college of obstetricians and gynecologists，ACOG）建议，行减肥手术的女性，最好在手术完成 18 个月后再妊娠。

此外，由于超重和肥胖的女性自身容易合并慢性疾病，建议所有计划妊娠的超重和肥胖妇女，应完善自身的血糖、血脂、血压、胰岛素等相关肥胖代谢指标的检查，进而明确自身健康状况，并将自身健康调整到最佳状态后再妊娠。

4. 超重和肥胖孕妇妊娠期应保持健康生活方式，并严格控制孕期体重增长

ACOG 建议妊娠女性应在孕期保持健康的饮食结构和一天至少 30 分钟的中等强度运动，WHO 认为合理的饮食结构，每日脂肪能量来源应不超过 30%，且最好来自于非饱和脂肪酸，此外，每天应进食 400g 的蔬菜和水果，以及不少于 25g 的纤维素。在其 2015 年发布的关于青少年、孕前及孕期女性的营养建议指南中强调，注意对微量元素如铁、碘、钙、维生素 B_{12} 和维生素 D 的补充，并且超重和肥胖妇女应在妊娠前至少一个月起每日补充叶酸 5mg。我国对于备孕妇女的膳食指南中也强调，对于曾有过神经管畸形儿生育史和怀疑有叶酸缺乏的妇女，应在医生指导下补充大剂量的叶酸。

根据美国医学研究所（institute of medicine，IOM）2009 年推荐，妊娠前超重的孕妇妊娠期体重增长合理范围为 6.8 ～ 11.3 kg，

而妊娠前肥胖孕妇为 5.0 ~ 9.1 kg。而这一标准，在一定程度上也较适合中国孕妇。有研究指出，约 50% ~ 60% 的妊娠前超重和肥胖孕妇，妊娠期体重增长超过 IOM 推荐。此外需要注意的是，若超重和肥胖孕妇妊娠期体重增长不足，也会引起小于胎龄儿和低出生体重儿的发生。因此，在积极控制超重和肥胖孕妇妊娠期体重增长的同时，应避免其妊娠期体重增长不足或体重减轻。因此，在妊娠早期，超重和肥胖的孕妇应制定妊娠期体重增长计划。

目前饮食管理、运动锻炼或二甲双胍被用于控制妊娠前超重和肥胖孕妇妊娠期的体重增长。研究表明，妊娠期生活方式干预，可有效管理妊娠期体重增长，并减少 GDM、PE、早产等不良妊娠结局的发生。一些研究提示，对超重和肥胖孕妇的生活方式干预应及早开始，因为中晚孕期再开始生活方式干预，可能不足以对不良妊娠结局起到明显的改善作用。但目前，关于应用二甲双胍控制超重和肥胖孕妇妊娠期体重增长或改善不良妊娠结局的研究较少且结果较不一致。

5. 应加强对超重和肥胖孕妇妊娠并发症的筛查、诊断和管理

由于超重和肥胖孕妇容易合并 2 型糖尿病和高血压疾病，且许多孕妇妊娠前没有计划妊娠或规律的身体年检，因而不知道自己的血糖水平或血压状况。所以在孕前或者妊娠早期，应对妊娠前超重和肥胖，或有 GDM 病史的孕妇进行空腹血糖或糖耐量筛

查，从而尽早发现糖尿病合并妊娠及糖耐量降低的超重和肥胖孕妇。同样，为了尽早识别高血压合并妊娠的肥胖孕妇，超重和肥胖的孕妇在首次产检时，都应进行高血压和尿蛋白的筛查。

在妊娠中期，主要强调对妊娠并发症，如 GDM 和 PE 的筛查和诊断，并对患病孕妇及时起始干预和治疗。患有 GDM 的肥胖孕妇，生活方式干预是其一线治疗策略。对于 PE，目前没有有效预防方式，但避免妊娠期体重过度增长，以及严格管理肥胖且合并 GDM 孕妇的妊娠期血糖，对降低 PE 风险有一定的益处。WHO 推荐具有 PE 高危因素，如 PE 史、糖尿病和肥胖的孕妇，应注意补充钙元素，并可以每日摄入小剂量阿司匹林作为预防PE 发生的措施。

6. 超重和肥胖孕妇产后应母乳喂养，并继续保持健康的生活方式促进体重回降

产后是预防妊娠前超重和肥胖孕妇母儿远期并发症的重要时期，更是打破"肥胖 - 妊娠 - 慢性非传染性疾病"这一恶性循环的关键时期。除警惕妊娠前超重和肥胖孕妇产后静脉血栓的发生，关注其产后抑郁、哺乳困难和避孕等问题外，还应继续通过生活方式干预和产后随访来促进肥胖孕妇产后体重回降。IOM 哺乳期营养委员会指出，产后体重在每日能量摄入 1800 kcal 前提下每月下降 2 kg 不会减少母乳量。且有研究证实，肥胖孕妇产后每日能量摄入 500 kcal，每周坚持 4 天，每天坚持 45 分钟中等强度

运动，有助于产后体重回降并不减少母乳量。此外，超重和肥胖孕妇的子代也应定期接受健康体检并保持健康的饮食与运动习惯。

综上，对妊娠前超重和肥胖孕妇的管理，应涵盖妊娠前、妊娠期和产后（图1）。然而，对超重和肥胖妊娠的临床管理，只依靠医护工作者和肥胖患者本人远远不够，尤其是以预防为主的妊娠前和产后干预，需要家庭、社会及各类健康教育机构的共同帮助，进而将政策、保健服务、宣传教育同个人能力相结合，最大程度改善生活方式，减少肥胖，从源头减轻慢性非传染性疾病的医疗经济负担。

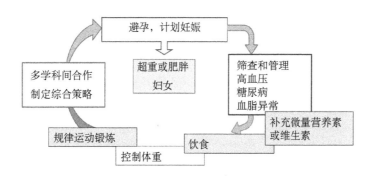

图1 超重和肥胖孕妇的临床管理

参考文献

1.Ng M, Fleming T, Robinson M, et al.Global, regional, and national prevalence of overweight and obesity in children and adults during 1980-2013: a systematic analysis for the Global Burden of Disease Study 2013.Lancet, 2014, 384 (9945): 766-781.

2. NCD Risk Factor Collaboration （NCD-RisC）.Trends in adult body-mass index in 200 countries from 1975 to 2014: a pooled analysis of 1698 population-based measurement studies with 19.2 million participants.Lancet，2016，387（10026）：1377-1396.

3. Xi B，Liang Y，He T，et al.Secular trends in the prevalence of general and abdominal obesity among Chinese adults，1993-2009.ObesRev，2012，13（3）：287-296.

4. Tian Y，Jiang C，Wang M，et al.BMI，leisure-time physical activity，and physical fitness in adults in China: results from a series of national surveys，2000-14. Lancet Diabetes Endocrinol，2016，4（6）：487-497.

5. Renehan AG，Tyson M，Egger M，et al.Body-mass index and incidence of cancer: a systematic review and meta-analysis of prospective observational studies. Lancet，2008，371（9612）：569-578.

6. Whitlock G，Lewington S，Sherliker P，et al.Body-mass index and cause-specific mortality in 900 000 adults: collaborative analyses of 57 prospective studies. Lancet，2009，373（9669）：1083-1096.

7. Berrington de Gonzalez A，Hartge P，Cerhan JR，et al.Body-mass index and mortality among 1.46 million white adults.N Engl J Med，2010，363（23）：2211-2219.

8. Lim SS，Vos T，Flaxman AD，et al.A comparative risk assessment of burden of disease and injury attributable to 67 risk factors and risk factor clusters in 21 regions，1990-2010: a systematic analysis for the Global Burden of Disease Study 2010.Lancet，

2012，380（9859）：2224-2260.

9. Withrow D，Alter DA.The economic burden of obesity worldwide: a systematic review of the direct costs of obesity.Obes Rev，2011，12（2）：131-141.

10. Obesity: preventing and managing the global epidemic.Report of a WHO consultation.World Health Organ Tech Rep Ser，2000，894：i-xii，1-253.

11. Zhou B，Coorperative Meta-Analysis Group Of China Obesity Task Force. [Predictive values of body mass index and waist circumference to risk factors of related diseases in Chinese adult population].Zhonghua Liu Xing Bing Xue Za Zhi,2002,23(1): 5-10.

12. Kim SS，Zhu Y，Grantz KL，et al.Obstetric and Neonatal Risks Among Obese Women Without Chronic Disease.Obstet Gynecol，2016，128（1）：104-112.

13. Singh J1，Huang CC，Driggers RW，et al.The impact of pre-pregnancy body mass index on the risk of gestational diabetes.J Matern Fetal Neonatal Med,2012,25(1): 5-10.

14. Wang Z，Wang P，Liu H，et al.Maternal adiposity as an independent risk factor for pre-eclampsia: a meta-analysis of prospective cohort studies.Obes Rev，2013，14（6）：508-521.

15. Rahman MM，Abe SK，Kanda M，et al.Maternal body mass index and risk of birth and maternal health outcomes in low- and middle-income countries: a systematic review and meta-analysis.Obes Rev，2015，16（9）：758-770.

16. Wei YM，Yang HX，Zhu WW，et al.Risk of adverse pregnancy outcomes stratified for pre-pregnancy body mass index.J Matern Fetal Neonatal Med，2016，29

中国医学临床百家

（13）：2205-2209.

17. Kew S, Ye C, Hanley AJ, et al.Cardiometabolic implications of postpartum weight changes in the first year after delivery.Diabetes Care, 2014, 37 (7)：1998-2006.

18. Rayanagoudar G, Hashi AA, Zamora J, et al.Quantification of the type 2 diabetes risk in women with gestational diabetes: a systematic review and meta-analysis of 95, 750 women.Diabetologia, 2016, 59 (7)：1403-1411.

19. Yu Z, Han S, Zhu J, et al.Pre-pregnancy body mass index in relation to infant birth weight and offspring overweight/obesity: a systematic review and meta-analysis. PloS One, 2013, 8 (4)：e61627.

20. Black MH, Sacks DA, Xiang AH, et al.The relative contribution of prepregnancy overweight and obesity, gestational weight gain, and IADPSG-defined gestational diabetes mellitus to fetal overgrowth.Diabetes care, 2013, 36 (1)：56-62.

21. Lane M, Zander-Fox DL, Robker RL, et al.Peri-conception parental obesity, reproductive health, and transgenerational impacts.Trends Endocrinol Metab, 2015, 26 (2)：84-90.

22. Gohir W, Ratcliffe EM, Sloboda DM.Of the bugs that shape us: maternal obesity, the gut microbiome, and long-term disease risk. Pediatr Res, 2015, 77 (1-2)：196-204.

23. Hochner H, Friedlander Y, Calderon-Margalit R, et al.Associations of maternal prepregnancy body mass index and gestational weight gain with adult offspring cardiometabolic risk factors: the Jerusalem Perinatal Family Follow-up Study.

Circulation，2012，125（11）：1381-1389.

24. Eriksson JG，Sandboge S，Salonen MK，et al.Long-term consequences of maternal overweight in pregnancy on offspring later health: findings from the Helsinki Birth Cohort Study.Ann Med，2014，46（6）：434-438.

25. Standards of Medical Care in Diabetes-2017: Summary of Revisions.Diabetes Care，2017，40（Suppl 1）：S4-S5.

（王　晨　整理）

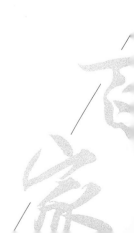

2015年FIGO有关妊娠期高血糖诊治的新观点

　　基于高血糖与不良妊娠结局（hyperglycemia and adverse pregnancy outcomes study，HAPO）研究结果，2010年国际糖尿病与妊娠研究组（international association of diabetes and pregnancy study groups，IADPSG）提出新的GDM诊断模式和诊断标准。随后，美国糖尿病协会（American diabetes association，ADA）和WHO均建议采纳IADPSG标准为GDM新的诊断标准。按照IADPSG新标准，妊娠期高血糖的发病率明显增加，且按该标准诊断出的高血糖孕妇如果未进行管理其围产期并发症也明显增加。由此可见，制定合理且有效的妊娠合并糖尿病实用指南尤为重要。我国根据具体国情，于2011年和2014年相继更新了我国的妊娠合并糖尿病诊治指南。FIGO也在2015年于《国际妇产科杂志》发表了关于妊娠期高血糖的实用指南，引发国内外学者广泛关注。并且该指南中文摘译版已经协商并授权于《中华围产医学杂志》刊出。FIGO 2015年指南同我国2014年指南相比，既存在共通之处，也有一定的差异。

7. 妊娠期高血糖包括孕前糖尿病和妊娠期糖尿病

FIGO 在 2015 年的建议中明确指出，高血糖是女性妊娠期最常见的健康问题，包括糖尿病合并妊娠（diabetes in pregnancy，DIP）和 GDM（图 2）。DIP 是指妊娠前被明确诊断或妊娠期因血糖升高幅度达到 WHO 对非孕期糖尿病的诊断标准而被首次诊断的 1 型或 2 型糖尿病（尤以 2 型糖尿病居多），而 GDM 通常在 24 ～ 28 孕周被诊断为妊娠期高血糖，但非糖尿病，即妊娠期血糖升高程度不足以被诊断为 DIP 的妊娠期高血糖。并且，DIP 和 GDM 均可在妊娠任何时期被诊断，但 GDM 通常在 24 孕周之后诊断（图 3）。FIGO 估计，1/6 的新生儿是由妊娠期高血糖母亲分娩的，而妊娠期的高血糖有 16% 是由于 DIP 引起，但最主要（84%）还是归因于 GDM。

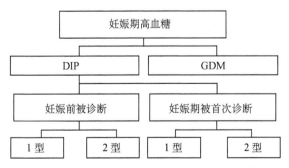

[引自：Hod M，Kapur A，Sacks DA，et al.The International Federation of Gynecology and Obstetrics（FIGO）Initiative on gestational diabetes mellitus：A pragmatic guide for diagnosis，management，and care.Int J Gynaecol Obstet，2015，131 Suppl 3：S173-211.]

图 2　妊娠期高血糖分类

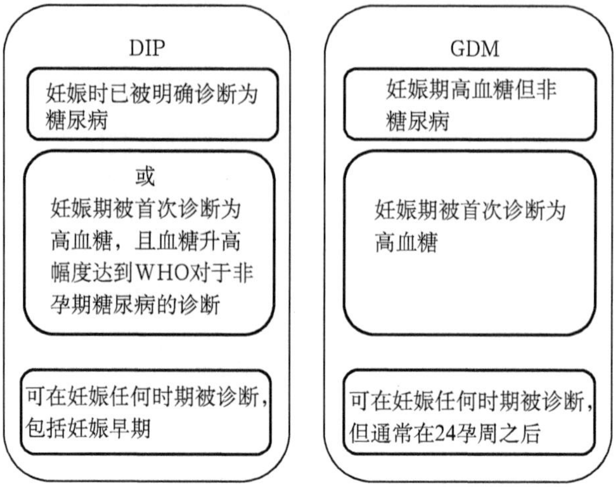

[引自：Hod M，Kapur A，Sacks DA，et al.The International Federation of Gynecology and Obstetrics (FIGO) Initiative on gestational diabetes mellitus：A pragmatic guide for diagnosis，management，and care.Int J Gynaecol Obstet，2015，131 Suppl 3：S173-211.]

图 3 DIP 与 GDM 的不同点

　　FIGO 推荐采用 WHO（2013）关于糖尿病合并妊娠的诊断标准，即妊娠期任何时间的血糖检查至少符合以下任意一项即可诊断：①空腹血浆葡萄糖（fasting plasma glucose，FPG）≥ 7.0 mmol/L（126 mg/dl）；② 75 g 口服葡萄糖耐量试验（oral glucose tolerance test，OGTT）服糖后 2 小时血浆葡萄糖≥ 11.1 mmol/L（200 mg/dl）；③随机血浆葡萄糖≥ 11.1 mmol/L（200 mg/dl）并伴糖尿病症状。此外，ADA 推荐糖化血红蛋白（glycohemoglobin，HbA1c）重复检测≥ 6.5%，可作为糖尿病诊断标准。

　　然而，由于人群特征和医疗资源配置等因素的差异，全球范围内 GDM 的诊断标准及 GDM 管理规范尚未统一。即使在同一个国家（如我国），因地域广阔，各地区医疗卫生条件差异也可能很大。FIGO 指南提出，应针对不同地区、资源配置（如经济条件、人群、基础设施等）等的差异，给出可行的 GDM 诊断、管理等具体建议。

我国关于 GDM 的诊断策略：所有女性在孕早期行 FPG 检查，FPG ≥ 7.0 mmol/L（126 mg/dl）直接诊断糖尿病，FPG 在 5.6 ～ 6.9 mmol/L（100 ～ 125 mg/dl）考虑为 GDM。孕 24 ～ 28 周，为减少 OGTT 数量，先进行 FPG 测定，空腹血糖 5.1 mmol/L 以上确诊 GDM，4.4 mmol/L 以下暂不考虑 GDM，4.4 ～ 5.0 mmol/L 之间的孕妇进一步进行 75 g OGTT 的测定。研究表明，这种方式可以在中国地区减少一半需要做 OGTT 的孕妇数量。

8. 妊娠期高血糖与母儿近远期不良妊娠结局密切相关

自 20 世纪初，国外学者便开始关注妊娠期高血糖对母儿的危害，近年来，国内学者也越来越重视妊娠期高血糖对妊娠结局的不良影响。妊娠期高血糖可增加母亲剖宫产、肩难产、妊娠期高血压、PE 和远期 2 型糖尿病、心血管系统疾病的风险；对于子代，可引起巨大儿、产伤、新生儿低血糖、红细胞增多症及高胆红素血症的发生。不仅如此，随着近年 DOHaD 理论不断深入，有越来越多的证据提示，宫内高血糖还可使子代远期发生肥胖、2 型糖尿病及代谢综合征的风险增加。2000—2006 年的 HAPO 研究表明，轻度的宫内高血糖即可导致不良妊娠结局的发生，并且这些不良妊娠结局的风险随妊娠期母亲血糖水平的升高而增加，没有明显的风险阈值，且当宫内高血糖合并肥胖时，对不良妊娠结局的影响将强于任意两种因素之一。此外，孕前罹患糖尿病者，无论是 1 型还是 2 型糖尿病，因其病程长，若未经控制，易发生妊娠早期自然流产和胎儿畸形等。

9. 有关 HAPO 研究成果

HAPO 研究是一项包含 15 个中心 23 316 例单胎孕妇的前瞻性研究。该研究通过收集孕 24 ～ 32 周 75g OGTT 三点血糖值水平和相关妊娠结局，探讨妊娠期高血糖与不良妊娠结局的相关性。关注的首要结局指标为新生儿出生体重、分娩方式、新生儿低血糖、脐血中 C 肽水平，次要结局指标包括 PE、肩难产、早产、产伤、新生儿特护、高胆红素血症和子痫前期。

研究结果发现，随着 75g OGTT 0 小时 (0.4 mmol/L 或 6.9 mg/dl)、1 小时 (1.7 mmol/L 或 30.9 mg/ml) 和 2 小时 (1.3 mmol/L 或 23.5 mg/dl) 血糖水平每升高 1 个标准差，其主要结局指标：LGA 的发生风险分别增加 1.38 倍 (95% CI：1.32 ～ 1.44)、1.46 倍 (95% CI：1.39 ～ 1.53) 和 1.38 倍 (95% CI：1.32 ～ 1.44)；脐血 C 肽水平在第 90 百分位以上的发生风险分别增加 1.55 倍 (95% CI：1.47 ～ 1.64)、1.46 倍 (95% CI：1.38 ～ 1.54) 和 1.37 倍 (95% CI：1.30 ～ 1.44)；剖宫产的发生风险分别增加 1.11 倍 (95% CI：1.06 ～ 1.15)、1.10 倍 (95% CI：1.06 ～ 1.15) 和 1.08 倍 (95% CI：1.03 ～ 1.12)；新生儿低血糖的发

生风险分别增加 1.08 倍（95% *CI*：0.98 ~ 1.19）、1.13 倍（95% *CI*：1.03 ~ 1.26）和 1.10 倍（95% *CI*：1.00 ~ 1.12）（图 4）。次要结局指标发生风险同样与高血糖明显正相关，虽然相关性较弱。其中 PE 的发生风险分别增加 1.21 倍（95% *CI*：1.13 ~ 1.29）、1.28 倍（95% *CI*：1.20 ~ 1.37）和 1.28 倍（95% *CI*：1.20 ~ 1.37）；肩难产发生风险分别增加 1.18 倍（95% *CI*：1.04 ~ 1.33）、1.23 倍（95% *CI*：1.09 ~ 1.38）和 1.22 倍（95% *CI*：1.09 ~ 1.37）；早产发生风险分别增加 1.05 倍（95% *CI*：0.99 ~ 1.11）、1.18 倍（95% *CI*：1.12 ~ 1.25）和 1.16 倍（95% *CI*：1.10 ~ 1.23）；新生儿特护风险分别增加 0.99 倍（95% *CI*：0.94 ~ 1.05）、1.07 倍（95% *CI*：1.02 ~ 1.13）和 1.09

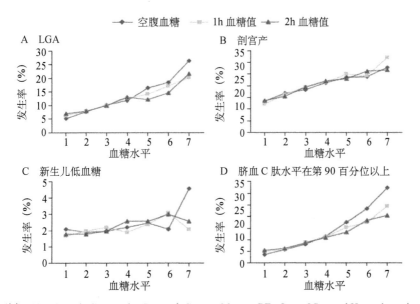

[引自：HAPO Study Cooperative Research Group，Metzger BE，Lowe LP，et al.Hyperglycemia and adverse pregnancy outcomes.N Engl J Med，2008，358（19）：1991-2002.]

图 4　不同血糖水平下不良妊娠结局的发生率（HAPO 研究）

（95% *CI*：1.03～1.14）；高胆红素血症发生风险分别增加1.00倍（95% *CI*：0.95～1.05）、1.11倍（95% *CI*：1.05～1.17）和1.08倍（95% *CI*：1.02～1.13）。并且所有结果在校正母亲年龄、糖尿病家族史后，依然具有显著的统计学意义。

近期，HAPO研究的随访结果也已得出，在第77届美国糖尿病协会科学年会上，来自美国西北大学的HAPO研究全球牵头人Boyd Metzger教授及其团队介绍了最新的HAPO随访研究结果。目前获得的随访结果中，后代年龄在8～12岁。在随访时分别测量母亲及后代的体格测量指标及血清学检查，结果显示，依据HAPO研究结果制定的GDM诊断标准，GDM与后代的儿童期肥胖有关，后代的新生儿期指标与儿童期肥胖相关。对母亲的随访结果显示，随访时的糖代谢与脂代谢异常均与GDM有关。随访时发现2型糖尿病总的发病率为2.9%，有GDM病史妇女发病率为10.7%，无GDM病史发病率为1.6%。而高血压，在排除了其他因素的影响之后发现与GDM无关。

10. PGDM及GDM高危女性应在妊娠前详细计划并准备

研究指出，妊娠10周内的HbA1c水平同胎儿畸形、先天性心脏病，以及尾部退化综合征间存在明显相关性，但若控制孕前糖尿病（pre-gestational diabetes mellitus，PGDM）患者妊娠前HbA1c＜6.5%，则可显著降低这些先天性畸形的发生。

因此，所有计划妊娠的 PGDM、糖耐量受损（impaired glucose tolerance，IGT）、空腹血糖受损（impaired fasting glucose，IFG）和有 GDM 史妇女，均需在妊娠前进行详细的计划与准备。其目的在于明确自身的血糖水平及糖尿病与妊娠间的相互影响，并从医护人员处获取专业的信息、建议和支持，以期更好的控制妊娠前血糖，进而顺利地妊娠与分娩。

妊娠前的计划与准备包括妊娠前咨询、良好控制血糖、糖尿病并发症评价和妊娠前药物的合理使用。详细来说，便是计划妊娠的 PGDM 患者在避免低血糖发生的同时，尽量控制血糖，使 HbA1c < 6.5%，使用胰岛素者 HbA1c 可 < 7%；有 GDM 史者再次妊娠时发生 GDM 的可能性为 30%～50%。因此，产后 1 年以上计划妊娠者，最好在计划妊娠前行 OGTT，或至少在妊娠早期行 OGTT。如血糖正常，也仍需在妊娠 24～28 周再行 OGTT。此外，计划妊娠的 PGDM 患者妊娠前应评价视网膜病变、糖尿病肾病、糖尿病周围神经病变、脑血管疾病等并发症状况，同时，PGDM 患者妊娠前应停止使用妊娠期禁忌药物，如血管紧张素转换酶抑制剂和血管紧张素 II 受体拮抗剂等，并在孕前及孕早期补充含叶酸等多种维生素。

11. 生活方式干预是妊娠期高血糖的一线治疗策略

生活方式干预包括医学营养治疗和运动锻炼。FIGO 2015 年指南和我国 2014 年指南均强调，二者是治疗和管理妊娠期高血糖的首要方式，且合理的饮食和运动干预应贯穿妊娠前、妊娠期及产后。

医学营养治疗根据孕妇自身的血糖水平及不同妊娠前体质量和妊娠期体质量增长，推荐适宜的每日营养摄入总量，及各类营养物质，如碳水化合物、脂肪、蛋白质、膳食纤维等在每日总能量中的所占比例。

我国 2014 年指南指出，PGDM 患者一般在妊娠早期每日能量摄入建议不低于 1500 kcal，妊娠中、晚期不低于 1800 kcal，并以 1800 ～ 2200 kcal 为宜。对于 GDM 单胎患者，能量摄入 < 2050 kcal/d 可减少体重增长，维持正常血糖水平，避免酮尿，并维持正常的新生儿出生体重。能量摄入 1600 ～ 1800 kcal/d 不会引起酮症，但若低于 1500 kcal /d 则可能会增加酮症的发生，影响子代的神经系统发育。碳水化合物的摄入宜占每日膳食总能量的 50% ～ 60%，蛋白质占 15% ～ 20%，脂肪占 25% ～ 30%，应保证膳食纤维摄入充足。此外，遵循少食多餐与定时定量进餐的原则，也有助于更好地控制和管理妊娠期血糖。

FIGO 推荐孕前体重偏低的 GDM 孕妇妊娠期每日应摄入能量 35 ～ 40kcal/kg（1 kcal=4.184 kJ）；孕前体重正常者为 30 ～ 35 kcal/kg；孕前超重者为 25 ～ 30 kcal/kg，孕前肥胖的 GDM 孕妇应减少 30%，但每日应不少于 1600 ～ 1800 kcal。妊娠合并糖尿病肾病的孕妇，每日蛋白摄入量应限于 0.6 ～ 0.8 g/kg。FIGO 建议妊娠期女性每日的摄入量为碳水化合物 ≥ 175 g、纤维

素 ≥ 28 g。

对于妊娠期的运动疗法，目前世界范围内暂无统一且明确的指南。但是包括 ACOG、加拿大糖尿病协会（Canadian diabetes association，CDA）、澳洲运动医学会（sports medicine Australia，SMA）在内的多个机构均建议，对于没有运动禁忌证的孕妇，每周应保持 150 分钟及以上的中等强度运动。孕妇在开始进行运动治疗前，需接受全面的身体评估，并获得专业且个体化的运动指导。运动锻炼的方式以涉及机体大肌肉群的有氧运动和抗阻力运动为宜，并避免易摔倒或碰撞的运动形式。对于先前没有规律运动的孕妇，运动持续时间可自 15 分钟开始，并逐步延长。为了防止低血糖的发生，建议进食 30 分钟后运动，当血糖水平 < 3.3 mmol/L 或 > 13.9 mmol/L 时，应停止运动。

12. 妊娠期高血糖的治疗药物包括胰岛素和口服降糖药，但我国暂未将口服降糖药物纳入妊娠期治疗糖尿病的注册适应证

当妊娠期饮食、运动治疗无法使 PGDM 及 GDM 患者血糖控制达标时，需及时起始胰岛素控制血糖。具体做法为，在饮食和运动疗法控制血糖 3 ~ 5 天后，测定妊娠期高血糖患者 24 小时的末梢血糖（夜间、三餐前 30 分钟、三餐后 2 小时血糖）及尿酮，若各项指标达标，则继续饮食和运动治疗，若不达标且饮食控制后出现饥饿性酮症，增加热量摄入血糖又超标，则需起始

胰岛素治疗。胰岛素制剂种类多，根据起效时限长短，可分为超短效人胰岛素类似物、短效胰岛素、中效胰岛素和长效胰岛素类似物。为实现妊娠前及妊娠期良好的血糖控制，需根据血糖监测结果，选择符合生理特点、个体化的胰岛素治疗方案。

FIGO在其刚刚发布的关于GDM的诊治指南推荐中提到，口服降糖药物二甲双胍和格列本脲在控制妊娠期血糖中是安全有效的，这一点也被越来越多的学者支持和认可。FIGO同时指出，由于口服降糖药较胰岛素更方便携带和服用，在某些情况下，已成为妊娠期高血糖药物治疗的首要选择。我国2014年指南中提出，对于胰岛素用量较大或拒绝应用胰岛素的孕妇，应用口服降糖药的潜在风险远小于未控制孕妇高血糖本身对胎儿的危害，在对患者知情告知的基础上，可谨慎用于部分GDM患者。

13. 妊娠期高血糖孕妇需密切监测血糖并控制状况，同时兼顾妊娠并发症与胎儿发育状况

妊娠期的血糖监测方法包括三种：① HbA1c监测法；②自我血糖监测法；③动态血糖监测法。FIGO建议所有GDM孕妇每天自我检测3～4次血糖（每日1次空腹血糖；2～3次餐后1～2小时血糖），条件有限时，每日应至少测1次血糖，并记录其与进食的关系。

对于PGDM孕妇，妊娠期的FPG及餐前和夜间血糖水平应控制在3.3～5.6mmol/L，餐后峰值血糖在5.6～7.1mmol/L，

HbA1c ＜ 6.0%；1 型糖尿病患者，产程中将血糖控制于 4.0 ～ 7.0 mmol/L 时，其低血糖发生率较低。对于 GDM 孕妇，妊娠期的空腹血糖应控制在 ≤ 5.3mmol/L，餐后 1 小时和 2 小时血糖分别 ＜ 7.8mmol/L 和 ＜ 6.7mmol/L，夜间血糖不低于 3.3mmol/L，且 HbA1c ＜ 5.5% 为宜。FIGO 还指出，GDM 患者产程中血糖应控制在 4.0 ～ 7.0 mmol/L。需要引起重视的是，妊娠期严格控制血糖的同时应积极采取避免低血糖的措施。若孕妇出现低血糖时，应及时摄入 15 g 碳水化合物（糖、快速吸收的片剂及甜味液体）。

尿酮体的监测有助于及时发现孕妇早期糖尿病酮症酸中毒。因此，当孕妇出现不明原因的恶心、呕吐、乏力时应及时监测尿酮体。妊娠期高血糖孕妇还应在妊娠期规律监测血压、尿蛋白、羊水、感染及甲状腺功能等，尤其是糖尿病伴微血管病变者，应于妊娠早、中、晚期分别进行肾功能、眼底检查及血脂检测。

此外，胎儿监测也非常重要。主要包括胎儿发育监测、胎儿生长速度监测、胎儿宫内发育状况评价和促胎儿肺成熟四个方面。采用的监测方式主要是超声和胎儿超声心动图。促胎儿肺成熟主要应用于妊娠期血糖控制不满意，以及需要提前终止妊娠者。

14. 需重视 GDM 患者的产后随访

产后随访，有助于帮助 GDM 产妇体重回降、母乳喂养、预防感染及远期发生 2 型糖尿病、代谢综合征。GDM 患者产后应仅需维持健康的生活方式干预，并定期随访。推荐所有 GDM 孕妇产后 6～12 周进行随访，同时建议有 GDM 病史的妇女产后 1 年以上计划妊娠，并于计划妊娠前行 OGTT 检测或至少妊娠早期行 OGTT 检测，血糖正常者在 24～28 周仍需再行 OGTT 检测，此外建议有条件者每 3 年进行随访。随访的内容包括向产妇讲解产后随访的意义，指导并调整生活方式，给予合理的饮食、运动建议，鼓励母乳喂养，同时进行体重、体质量、腰围、臀围、OGTT，血脂及胰岛素水平的检测等。

妊娠前高血糖患者子代由于同样具有远期肥胖、2 型糖尿病及代谢综合征的高风险，因此也应定期随访，并在随访时获得健康生活方式的指导，以及进行身长、体质量、头围、腹围的测定，必要时还应检测血压及血糖。

但目前国内外的产后随访率偏低，这与大家对产后随访的重视程度不高及医护人员的相关知识不足有关。因此，产科医生需同内科医生及儿科医生相联合，共同为产后随访提供支持。并且，FIGO 提出，如果可以将产后随访同幼儿疫苗接种及定期体检联系起来，那么将大大提高产后随访的依从性。

参考文献

1. Hod M, Kapur A, Sacks DA.The International Federation of Gynecology and Obstetrics (FIGO) Initiative on gestational diabetes mellitus：A pragmatic guide for diagnosis, management, and care.Int J Gynaecol Obstet, 2015, 131 Suppl 3：S173-211.

2. International Association of Diabetes and Pregnancy Study Groups Consensus Panel, Metzger BE, Gabbe SG, et al.International Association of Diabetes and Pregnancy Study Groups recommendations on the diagnosis and classification of hyperglycemia in pregnancy：comment to the International Association of Diabetes and Pregnancy Study Groups Consensus Panel.Diabetes Care, 2010, 33（3）：676-682.

3. Sacks DA, Hadden DR, Maresh M, et al.Frequency of gestational diabetes mellitus at collaborating centers based on IADPSG consensus panel-recommended criteria: the Hyperglycemia and Adverse Pregnancy Outcome（HAPO）Study.Diabetes care, 2012, 35（3）：526-528.

4. Zhu WW, Yang HX, Wei YM, et al.Evaluation of the value of fasting plasma glucose in the first prenatal visit to diagnose gestational diabetes mellitus in china. Diabetes care, 2013, 36（3）：586-590.

5. HAPO Study Cooperative Research Group, Metzger BE, Lowe LP, et al.Hyperglycemia and adverse pregnancy outcomes.N Engl J Med, 2008, 358（19）：1991-2002.

6. Srichumchit S, Luewan S, Tongsong T.Outcomes of pregnancy with gestational diabetes mellitus.Int J Gynaecol Obstet, 2015, 131（3）：251-254.

7. Wendland EM, Torloni MR, Falavigna M, et al.Gestational diabetes and pregnancy outcomes--a systematic review of the World Health Organization（WHO） and the International Association of Diabetes in Pregnancy Study Groups（IADPSG） diagnostic criteria.BMC pregnancy and childbirth, 2012, 12：23.

8. Nerenberg KA, Johnson JA, Kaul P.PP157. Risk of preeclampsia in pregnant

women with gestational diabetes in Alberta.Pregnancy hypertension, 2012, 2 (3)：323-324.

9. Bellamy L, Casas JP, Hingorani AD, et al.Type 2 diabetes mellitus after gestational diabetes: a systematic review and meta-analysis.Lancet, 2009, 373 (9677)：1773-1779.

10. Feig DS, Zinman B, Wang X, et al.Risk of development of diabetes mellitus after diagnosis of gestational diabetes.CMAJ, 2008, 179 (3)：229-234.

11. Shah BR, Retnakaran R, Booth GL.Increased risk of cardiovascular disease in young women following gestational diabetes mellitus.Diabetes care.2008, 31 (8)：1668-1669.

12. Retnakaran R, Shah BR.Mild glucose intolerance in pregnancy and risk of cardiovascular disease: a population-based cohort study.CMAJ, 2009, 181 (6-7)：371-376.

13. Kc K, Shakya S, Zhang H.Gestational diabetes mellitus and macrosomia: a literature review.Ann Nutr Metab, 2015, 66 Suppl 2：14-20.

14. He XJ, Qin FY, Hu CL, et al.Is gestational diabetes mellitus an independent risk factor for macrosomia: a meta-analysis? Archives of gynecology and obstetrics.Arch Gynecol Obstet, 2015, 291 (4)：729-735.

15. Cho HY, Jung I, Kim SJ.The association between maternal hyperglycemia and perinatal outcomes in gestational diabetes mellitus patients: A retrospective cohort study. Medicine, 2016, 95 (36)：e4712.

16. Clausen TD, Mathiesen ER, Hansen T, et al.Overweight and the metabolic

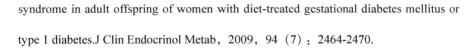
syndrome in adult offspring of women with diet-treated gestational diabetes mellitus or type 1 diabetes.J Clin Endocrinol Metab, 2009, 94（7）：2464-2470.

17. Philipps LH, Santhakumaran S, Gale C, et al.The diabetic pregnancy and offspring BMI in childhood: a systematic review and meta-analysis.Diabetologia, 2011, 54（8）：1957-1966.

18. Lawlor DA, Lichtenstein P, Långström N.Association of maternal diabetes mellitus in pregnancy with offspring adiposity into early adulthood: sibling study in a prospective cohort of 280, 866 men from 248, 293 families.Circulation, 2011, 123（3）：258-265.

19. 宋耕，孔令英，王晶，等 . 妊娠期糖尿病患者子代 3 ～ 4 岁的随访研究 . 中华围产医学杂志 .2013, 16（6）：331-336.

20. Tam WH, Ma RC, Yang X, et al.Glucose intolerance and cardiometabolic risk in children exposed to maternal gestational diabetes mellitus in utero.Pediatrics, 2008, 122（6）：1229-1234.

21. Tsadok MA, Friedlander Y, Paltiel O, et al.Obesity and blood pressure in 17-year-old offspring of mothers with gestational diabetes: insights from the Jerusalem Perinatal Study.Exp Diabetes Res, 2011, 2011：906154.

22. Krishnaveni GV, Veena SR, Hill JC, et al.Intrauterine exposure to maternal diabetes is associated with higher adiposity and insulin resistance and clustering of cardiovascular risk markers in Indian children.Diabetes care, 2010, 33（2）：402-404.

（王 晨 整理）

妊娠期脂代谢紊乱的研究进展

15. 妊娠期血脂水平不是一成不变，而是处于逐渐升高的动态变化过程中

正常妊娠时，为了满足胎儿生长发育的需要，妊娠期脂代谢发生巨大的改变，这些变化包括妊娠早、中期脂肪合成增加、妊娠晚期脂肪分解增加，主要表现为妊娠期甘油三酯（triglycerides，TG）、胆固醇（cholesterol，CHOL）和磷脂水平逐渐升高，以及妊娠晚期高脂血症的形成。目前，对于妊娠期血脂正常范围暂无统一标准，但可参考《威廉姆斯产科学（23版）》（表2）。

妊娠期 TG、CHOL 和磷脂水平升高，符合孕期母体脂肪含量增加这一特点。并且，由于血脂水平与饮食关系密切，多数孕妇由于早孕反应，进食不甚规律，从而也成为孕早期血脂水平低于孕晚期的潜在原因之一。也有研究认为，孕期血脂水平升高是由于妊娠引起黄体酮和人胎盘催乳素水平升高导致的。

表 2 正常孕妇血脂水平参考范围

项目	非孕期（成年人）	孕早期	孕中期	孕晚期
甘油三酯（mg/dl）	< 150	40 ～ 159	75 ～ 382	131 ～ 453
胆固醇（mg/dl）	< 200	141 ～ 210	176 ～ 299	219 ～ 349
高密度脂蛋白（mg/dl）	40 ～ 60	40 ～ 78	52 ～ 78	48 ～ 87
低密度脂蛋白（mg/dl）	< 100	60 ～ 153	77 ～ 184	101 ～ 224
极低密度脂蛋白（mg/dl）	6 ～ 40	10 ～ 18	13 ～ 23	21 ～ 36
载脂蛋白 A1（mg/dl）	119 ～ 240	111 ～ 150	142 ～ 253	145 ～ 262
载脂蛋白 B（mg/dl）	52 ～ 63	58 ～ 81	61 ～ 188	85 ～ 238

此外，一些研究提示，孕前 BMI 同妊娠期血脂水平的变化密切相关。近期一项纳入 25 例研究对象的前瞻性研究显示，虽然孕前 BMI ≥ 25 kg/m^2 的孕妇各项血脂水平在孕早期显著高于孕前 BMI < 25 kg/m^2 的孕妇，但在孕晚期，孕前 BMI ≥ 25 kg/m^2 的孕妇总胆固醇（total cholesterol，TC）和低密度脂蛋白胆固醇（low density lipoprotein-cholesterol，LDL-C）水平低于孕前 BMI < 25 kg/m^2 的孕妇，另外孕前 BMI ≥ 25 kg/m^2 的孕妇孕期各项血脂变化率（血脂变化 / 周）低于孕前 BMI < 25 kg/m^2 的孕妇。而另一项对 142 例孕妇孕期不同时间点血脂水平的前瞻性研究同样指出，孕期 TC、TG、高密度脂蛋白（high density lipoprotein-cholesterol，HDL-C）和 LDL-C 水平呈现逐渐升高的趋势，但在 32 ～ 36 孕周，孕前 BMI > 26 kg/m^2 的孕妇 TC 和 LDL-C 水平显著低于孕前 BMI ≤ 26 kg/m^2 者，且孕前 BMI > 26 kg/m^2 的孕妇 TC 和 LDL-C 变化率在孕中晚期低于孕前 BMI ≤ 26 kg/m^2 者。

16. 基于我国人群探讨孕前不同体重指数、孕妇孕早期及晚期血脂水平的变化

一项采用系统整群抽样的研究，以选取北京市 15 家医院在 2013 年 6 月 20 日至 11 月 30 日住院分娩，且行孕早期（< 14 孕周）和晚期（≥ 28 孕周）血脂检测的 2593 例单胎孕妇为研究对象，并通过问卷的方式收集孕妇的人口学信息及临床资料，根据美国医学研究院推荐的成人肥胖和超重诊断标准，将入组孕妇分为孕前体重正常组（孕前 BMI < 25 kg/m^2）和孕前超重与肥胖组（BMI ≥ 25 kg/m^2），并进一步依据其推荐的孕期体重正常增长范围，将入组孕妇分为孕期体重增长正常组、孕期体重增长超重组以比较孕前 BMI < 25 kg/m^2 与 BMI ≥ 25 kg/m^2 孕妇孕早期与晚期的血脂水平和增幅差值（孕晚期血脂水平 – 孕早期血脂水平）。研究结果发现，无论孕妇孕前 BMI < 25 kg/m^2 还是 ≥ 25 kg/m^2，其孕晚期 TC、TG、HDL-C 和 LDL-C 水平均显著高于孕早期（P 值均 < 0.01）；孕前 BMI ≥ 25 kg/m^2 的孕妇相比孕前 BMI < 25 kg/m^2 者，其 TC 增幅差值降低，HDL-C 增幅差值升高（P 值均 < 0.01）；而在比较孕期体重增长超重与否对妊娠期血脂水平变化的影响后发现，对于孕前 BMI < 25 kg/m^2 的孕妇，孕期体重增长超重使孕早期至孕晚期 TC 增幅差值和 HDL-C 增幅差值显著降低，而 TG 增幅差值明显升高，但对于孕前 BMI ≥ 25 kg/m^2 的孕妇，孕期体重增长超重仅使 HDL-C 增幅差显著降低。因而认为孕妇孕晚期血脂水平较孕早期明显升高，且孕前 BMI 相比孕期体重增长更能

影响孕期血脂变化，而孕期体重增长是否超重是影响孕前 BMI ＜ 25 kg/m² 孕妇血脂变化的主要因素。

17. 脂代谢异常可引起不良妊娠结局的发生

目前，脂代谢异常，尤其是高脂血症也已成为全球范围内一个重要的公共卫生问题。脂代谢异常通常具有全身性、隐匿性和进行性的特点，妊娠期脂代谢异常与妊娠期高血压疾病、PE、GDM、妊娠期肝内胆汁淤积症、高出生体重儿等密切相关。并且，目前已有一些研究证实，妊娠前或妊娠期的血脂水平，如TG、CHOL、LDL-C、HDL-C 及 LDL/HDL 比值和 TG/HDL-C 比值等，可预测 GDM、PE、早产及巨大儿的发生。

近期的一项包含 27 721 例样本量的前瞻性研究指出，妊娠前 TG 水平≥ 150 mg/dl 或 HDL-C 水平≤ 50 mg /dl 可分别使妊娠期 PE 的发生风险增加 2.16 倍和 1.20 倍。Enquobahrie 等的研究也发现，当妊娠早期 CHOL ＞ 205 mg/dl 或 TG ＞ 133 mg/dl 时，PE 的发生风险分别增加 3.6 倍和 4.15 倍，并且当妊娠早期 TG ≥ 135 mg/dl 可使妊娠期 GDM 发生风险增加 3.5 倍，且 TG 水平每升高 20 mg/dl，GDM 发生风险增加 10%。Dos Santos-Weiss 等学者的研究也指出，妊娠 12 ～ 13 周的 TG/HDL 比值及 TG 水平与 GDM 发生风险密切相关，且 TG/HDL 对 GDM 的预测效果更佳。国内学者王子莲等的观察性研究也发现，妊娠 24 ～ 28 周的 TG/HDL 比值与 GDM（$OR = 1.64$，$P = 0.02$）和

LGA（$OR = 2.87$，$P < 0.01$）的发生风险显著相关，且若将妊娠中期的 TG/HDL 比值同妊娠中期的 HbA1c 水平及孕前 BMI 相结合，则可对 GDM 和 LGA 起到最佳的预测作用。另一项巢式病例对照研究发现，妊娠 15 周前的高 CHOL 和 TG 水平可分别使 < 34 周早产和 34 ～ 37 周早产发生风险升高 2.8 倍和 2 倍。而相反的是，妊娠早期低胆固醇饮食，则可显著降低早产的风险。此外，妊娠 12 ～ 14 周的高 TG 水平也被证实可显著增加 LGA 的发生风险（$OR = 1.44$，95% CI：$1.20 \sim 1.71$），且该相关性在校正年龄、教育程度、孕前 BMI 及妊娠期体力活动水平等依然成立（$AOR = 1.48$，95% CI：$1.23 \sim 1.78$）。另一项包含 934 例单胎孕妇妊娠早、中、晚期血脂水平和不良妊娠结局的回顾性研究发现，巨大儿的发生风险随着妊娠中期 HDL-C 水平的升高而降低（$OR = 0.25$，95% CI：$0.09 \sim 0.73$），但巨大儿和 LGA 的发生风险随着妊娠晚期 TG 水平的升高而显著增加，OR 指分别为 1.13（95%CI：$1.02 \sim 1.26$）和 1.19（95%CI：$1.02 \sim 1.39$）。

本课题组前期通过回顾性收集了 5218 例单胎产妇妊娠早期的血脂水平，并根据四分位法将入组孕妇孕早期的各项血脂水平分为低（< 25%）、中（25% ～ 75%）、高（> 75%）三组，探讨孕早期血脂与不良妊娠结局的相关性，发现随着孕早期总胆固醇、甘油三酯、低密度脂蛋白水平的升高及高密度脂蛋白水平的降低，孕妇不良妊娠结局的发生率增加。校正混杂因素后，CHOL 是 GDM（$AOR = 1.183$，95% CI：$1.087 \sim 1.287$）

和 LGA（$AOR = 1.099$，95% CI：$1.002 \sim 1.206$）的独立危险因素，TG 是 GDM（$AOR = 1.247$，95% CI：$1.139 \sim 1.365$）、PE（$AOR=1.241$，95% CI：$1.021 \sim 1.507$）和巨大儿（$AOR=1.146$，95% CI：$1.005 \sim 1.307$）的独立危险因素，LDL-C 是 GDM（$AOR=1.164$，95% CI：$1.055 \sim 1.285$）和早产（$AOR=1.238$，95% CI：$1.039 \sim 1.475$）的危险因素。

然而迄今，仍无可用于治疗妊娠期高脂血症的安全药物，但脂代谢与糖代谢相辅相成。日后应加强对妊娠期脂代谢领域的关注，明确其正常值范围，并通过进行血脂检测，评估妊娠期代谢状况，进而及时对脂代谢异常孕妇进行生活方式指导及相关干预，改善妊娠结局，促进母儿近远期健康。

18. 孕早期血脂和空腹血糖在不同孕前体质指数分层中对妊娠期糖尿病的预测作用

一项研究以孕早期（< 14 孕周）血脂检查的 5265 例单胎产妇为研究对象，通过问卷的方式收集她们的人口学信息及临床资料，采用两独立样本 t 检验分析比较 GDM 孕妇与非 GDM 孕妇的孕早期血脂水平和空腹血糖水平，并采用回归分析和受试者工作特征曲线（receiver operating characteristic curve，简称 ROC 曲线）评估孕早期血脂和空腹血糖及它们相结合后在不同孕前体质指数分层中对妊娠期糖尿病的预测价值，并同时确定各项指标的诊断切值。研究结果显示：① GDM 孕妇孕早期的 CHOL 水平、TG

水平、LDL-C/HDL-C、TG/HDL-C 及空腹血糖水平均显著高于非 GDM 孕妇。②校正相关混杂因素后，孕早期 CHOL（OR=1.12，P=0.04）、TG（OR=1.07，P=0.04） 及 TG/HDL-C（OR=1.33，$P < 0.001$）是孕前体质指数正常孕妇发生 GDM 的独立预测指标，TG（OR=1.33，P=0.01）、TG/HDL-C（OR=1.62，$P < 0.001$）及 LDL-C/HDL-C（OR=1.42，P=0.01）可以准确预测孕前超重孕妇 GDM 的风险，CHOL（OR=1.55，P=0.02）和 TG/HDL-C（OR=1.89，P=0.03）可以预测孕前肥胖孕妇 GDM 的风险。孕早期空腹血糖仍然是预测 GDM 的最好指标（孕前低体重孕妇，OR=3.01，$P < 0.001$；孕前体重正常，OR=3.25，$P < 0.001$；孕前体重超重，OR=3.51，$P < 0.001$；孕前肥胖，OR=3.63，$P < 0.001$）。③将孕早期 CHOL、TG、LDL/HDL、TG/HDL 和空腹血糖联合对 GDM 进行预测，发现五项指标联合预测 GDM 风险的 ROC 曲线下面积，在孕前超重和孕前肥胖组分别达到 0.679（95%CI：0.644 ～ 0.713）和 0.719（95%CI：0.651 ～ 0.781），并且每项指标在不同的孕前体质指数分层中具有不同的诊断切值（图 5）。

综上认为，孕早期血脂和空腹血糖都可以作为独立的指标预测孕妇孕期 GDM 的发生，并且预测作用因孕妇孕前体质指数的不同而不同，且随孕前体质指数增加而增强的趋势。因此，在运用孕早期血脂和空腹血糖评估孕妇 GDM 风险时，还应考虑孕妇的孕前体质指数。

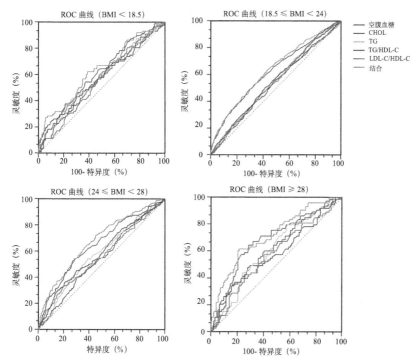

[引自：Wang C，Zhu W，Wei Y，et al.The Predictive Effects of Early Pregnancy Lipid Profiles and Fasting Glucose on the Risk of Gestational Diabetes Mellitus Stratified by Body Mass Index.J Diabetes Res，2016，2016：3013567.]

图 5　孕早期血脂和空腹血糖在不同孕前体质指数分层中对妊娠期糖尿病的预测作用（彩图见彩插 1）

参考文献

1. 孔令英，杨慧霞.妊娠期糖尿病孕妇血脂变化与胎盘脂质转运.中华妇幼临床医学杂志（电子版），2013，9（1）：5-9.

2. Wang C，Zhu W，Wei Y，et al.The Predictive Effects of Early Pregnancy Lipid Profiles and Fasting Glucose on the Risk of Gestational Diabetes Mellitus Stratified by Body Mass Index.J Diabetes Res，2016，2016：3013567.

3. Wang C, Zhu W, Wei Y, et al.The associations between early pregnancy lipid profiles and pregnancy outcomes.J Perinatol, 2016, doi: 10.

4. Baumfeld Y, Novack L, Wiznitzer A, et al.Pre-Conception Dyslipidemia Is Associated with Development of Preeclampsia and Gestational Diabetes Mellitus.PLoS One, 2015, 10 (10): e0139164.

5. Enquobahrie DA, Williams MA, Butler CL, et al.Maternal plasma lipid concentrations in early pregnancy and risk of preeclampsia.Am J Hypertens, 2004, 17 (7): 574-581.

6. Wang D, Xu S, Chen H, et al.The associations between triglyceride to high-density lipoprotein cholesterol ratios and the risks of gestational diabetes mellitus and large-for-gestational-age infant.Clin Endocrinol (Oxf), 2015, 83 (4): 490-497.

7. Catov JM, Bodnar LM, Kip KE, et al.Early pregnancy lipid concentrations and spontaneous preterm birth.Am J Obstet Gynecol, 2007, 197 (6): 610.e1-7.

8. Khoury J, Henriksen T, Christophersen B, et al.Effect of a cholesterol-lowering diet on maternal, cord, and neonatal lipids, and pregnancy outcome: a randomized clinical trial.Am J Obstet Gynecol, 2005, 193 (4): 1292-1301.

（王　晨　整理）

妊娠期运动建议

19. 妊娠期合理运动有诸多益处

目前，越来越多的研究证实，妊娠期运动有助于促进孕妇胃肠蠕动，减少便秘，控制孕妇妊娠期体重增长并缓解背部疼痛，增加孕妇自信心，减轻抑郁和烦躁症状，并有助于孕妇经阴道分娩，降低剖宫产率，且不会增加自发性早产的发生。此外，妊娠期运动可有效预防妊娠并发症，如 GDM 和 PE 的发生。此外，也有研究证实，妊娠期中等强度运动可有效控制 GDM 孕妇的妊娠期血糖水平，虽然相关的证据不多，尤其来自严密设计随机对照试验（randomized controlled trial，RCT）的证据较少，但运动可对无运动禁忌证孕妇带来不良影响还暂未有报道。

对于子代，一些研究指出，妊娠期轻中度的运动可使胎儿心率增加 10 ～ 30 次 / 分钟，但不会对胎儿造成任何不良影响。并且妊娠期规律的中等强度运动可减少巨大儿和大于胎龄儿的发生。有研究认为，妊娠晚期高强度的体力活动，可使胎儿体重下降 200～400g，虽然不会引起胎儿宫内生长受限，但仍应警惕小于胎龄儿的发生。

目前，越来越多的研究证实，妊娠期运动有助于孕妇经阴道分娩，降低剖宫产率，控制孕妇妊娠期体重增长并缓解背部疼痛，增加孕妇自信心，减轻抑郁和烦躁症状，并在一定程度上降低自发性早产的发生，以及预防妊娠并发症，如 GDM 和 PE 的发生。此外，也有研究证实，妊娠期中等强度运动可有效控制 GDM 孕妇的妊娠期血糖水平。虽然，相关的证据不多，尤其来自严密设计随机对照试验（randomized controlled trial, RCT）的证据较少，但运动可对无运动适应证孕妇带来不良影响还暂未有报道。

本课题组于 2014 年 12 月至 2016 年 3 月，在本院首例开展的针对我国孕妇的妊娠期运动 RCT 研究，旨在探讨妊娠早期起始强化运动干预对降低超重和肥胖孕妇 GDM 发生的作用。研究结果发现，妊娠早期开始每周进行 3 次持续 30 分钟的中等强度蹬车运动，可显著降低超重和肥胖孕妇 GDM 的发生率；且妊娠期规律的中等强度运动可有效降低超重和肥胖孕妇妊娠期体重增长和胰岛素抵抗程度；此外，运动对其他妊娠结局，如妊娠期高血压疾病、剖宫产、巨大儿和 LGA 的发生，也有一定的改善作用。但是，运动不增加安全相关不良事件，如流产、胎儿死亡、宫颈管缩短和早产的发生。具体结果见表 3、表 4。

表3 GDM 发生率及 75 g OGTT 血糖水平

检测项目	运动组 （n=132）	对照组 （n=133）	P
GDM （%）	29 （22.0）	54 （40.6）	< 0.001
75g OGTT （mmol/L）			
0 小时	4.76 ± 0.41	4.96 ± 0.51	0.001
1 小时	7.99 ± 1.67	8.57 ± 1.86	0.009
2 小时	6.57 ± 1.18	7.03 ± 1.62	0.009

[引自：Wang C, Wei Y, Zhang X, et al.Effect of Regular Exercise Commenced in Early Pregnancy on the Incidence of Gestational Diabetes Mellitus in Overweight and Obese Pregnant Women：A Randomized Controlled Trial.Diabetes Care, 2016, 39 （10）：e163-164.]

表4 母儿妊娠结局

项目	运动组	对照组	OR （95% CI）	P
妊娠期体重增长				
妊娠前至妊娠中期	4.08 ± 3.02, n=132	5.92 ± 2.58, n=133	/	< 0.001
妊娠中期至妊娠晚期	4.55 ± 2.06, n=112	4.59 ± 2.31, n=114	/	0.9
整个妊娠期	8.38 ± 3.65, n=112	10.47 ± 3.33, n=114	/	< 0.001
HOMA-IR				
入组时	2.70 ± 1.33, n=150	2.69 ± 1.25, n=150	/	0.9
妊娠 25 周	2.92 ± 1.27, n=132	3.38 ± 2.00, n=133	/	0.033
妊娠 36 周	3.56 ± 1.89, n=112	4.07 ± 2.33, n=114	/	0.1
妊娠期高血压疾病	19/112 （17.0%）	22/114 （19.3%）	0.854 （0.434 ~ 1.683）	0.6

续表

项目	运动组	对照组	OR（95% CI）	P
PE	8/112（7.1%）	7/114（6.1%）	1.176（0.412～3.359）	0.8
妊娠期高血压	11/112（9.8%）	15/114（13.2%）	0.719（0.315～1.642）	0.4
分娩方式				
顺产	59/112（52.7%）	50/114（43.9%）	1.425（0.844～2.406）	0.2
产钳助产	7/112（6.3%）	15/114（13.2%）	0.440（0.172～1.124）	0.1
剖宫产	33/112（29.5%）	37/114（32.5%）	0.869（0.494～1.529）	0.6
分娩孕周	39.02±1.29，n=112	38.89±1.37，n=114	/	0.5
早产				
＜34 孕周	0	1/114（0.9%）	/	
34^{+1}～36^{+6} 孕周	3/112（2.7%）	4/114（3.5%）	0.757（0.166～3.461）	0.7
总和	3/112（2.7%）	5/114（4.4%）	0.600（0.140～2.573）	0.5
Apgar 评分				
1 分钟	9.95±0.30，n=112	9.80±1.03，n=114	/	0.1
5 分钟	10，n=112	9.93±0.51，n=114	/	0.1
出生体重（g）	3345.27±397.07，n=112	3457.46±446.00，n=114	/	0.049

续表

项目	运动组	对照组	OR（95% CI）	P
巨大儿	7/112（6.3%）	11/114（9.6%）	0.624（0.233～1.673）	0.3
LGA	16/112（14.3%）	26/114（22.8%）	0.564（0.284～1.121）	0.1
SGA	3/112（2.7%）	0	/	

注：SGA：小于胎龄儿

[引自：Wang C，Wei Y，Zhang X，et al.A randomized clinical trial of exercise during pregnancy to prevent gestational diabetes mellitus and improve pregnancy outcome in overweight and obese pregnant women.Am J Obstet Gynecol，2017，216（4）：340-351.]

20. 妊娠期运动以中等强度为宜

ACOG 建议没有运动禁忌证的孕妇，应在每天或一周中的绝大多数时间里进行 30 分钟的中等强度运动。美国卫生与人力资源服务部也提出，妊娠期运动对于无产科合并症的孕妇是安全的，且健康的孕妇应每周进行至少 150 分钟有氧运动。加拿大糖尿病协会也鼓励依据孕妇的个体情况，制定个体化适宜的妊娠期运动方案，包括适宜的运动强度、频率、时间和类型等。

对于妊娠前少运动者，且久坐时间较长的孕妇，妊娠期运动可由开始时每周 3 天，每天 15 分钟轻到中等强度运动逐渐增加到每周 5 天每天 30 分钟中等强度运动。而妊娠前即有一定运动习惯或运动强度的孕妇，妊娠期间则可保持原有的体力活动水平。此外，由于运动的作用效果一般可持续至运动后 24～48 小时，因此，建议两次运动的间隔时间不超过两天。

大多数国家和组织推荐妊娠期运动以中等强度为宜。而评价妊娠期运动强度的方法，主要包括心率法和 Borg 自觉劳累分级评分法（表5）。

表5 Borg 自觉劳累分级表

Borg 计分	自我理解的用力程度
6	
7	非常非常轻
8	
9	很轻
10	
11	轻
12	
13	有点用力
14	
15	用力
16	
17	很用力
18	
19	非常非常用力
20	

通常情况下，当孕妇运动过程中心率达到最大心率（220-年龄）的 60% ～ 80% 时，即认为运动强度达到中等强度水平。也可采用基于 60% ～ 80% 最大心率优化的年龄别最大心率水平进行衡量，即若孕妇年龄＜ 20 岁，运动时心率应达到140 ～ 155 bpm；20 ～ 29 岁为 135 ～ 150 bpm；30 ～ 39 岁为130 ～ 145 bpm；＞ 40 岁为 125 ～ 140 bpm。

Borg 自觉劳累分级表从 6 到 20 共 15 个等级评分，顺序代表对劳累程度感受的不同等级，其中 6 代表非常非常轻松，20 代表非常非常困难，该表是常用的自觉劳累分级评分表。当运动过程中的自觉劳累评分达到 12 ～ 14 分时，也就是"有一点困难"的程度，即可认为运动强度达到中等强度水平。

目前对于抗阻力运动的运动强度评价和建议较少，但 ACSM 指出，中等强度的抗阻力运动需达到个体最大承受力的 50%，而高强度的抗阻力练习，需达到个体最大承受力的 75% ～ 80%。

21. 妊娠期可进行不易引起摔倒和腹部撞击的有氧运动及抗阻力运动

妊娠期间进行有氧运动有助于增强孕妇心肺功能并预防一些并发症的发生。有氧运动时应选择涉及大肌群的运动形式，如步行、慢跑、固定式自行运动和游泳等。抗阻力运动也是妊娠期可以选择的运动方式，比如普拉提、瑜伽、举哑铃、拉伸弹力绷带等。但是需要注意的是，高温瑜伽是不适合在妊娠期间，尤其是妊娠早期进行的。因为孕妇体温过高时，可增加胎儿先天性畸形的发生，并且仰卧位的运动动作，也应当在妊娠期避免。此外，孕妇还应避免进行一些容易引起摔倒、撞击和腹部损伤的运动，如骑马、滑冰、足球、篮球等。潜水运动也是孕妇在妊娠期间应该避免的运动方式。

22. 妊娠期运动禁忌证

妊娠期间运动禁忌证包括绝对禁忌证和相对禁忌证。绝对禁忌证包括血流动力学改变明显的心脏病或心功能不全、严重的阻塞性肺部疾病、持续阴道流血、行宫颈环扎术或宫颈机能不全、严重妊娠期高血压疾病、视网膜病变、严重贫血、先兆流产、先兆早产、妊娠 26 周后前置胎盘、有早产风险的多胎妊娠、新近发生血栓，以及有严重的糖尿病并发症如糖尿病肾病、糖尿病足或眼底病变等。相对禁忌证包括心律失常、慢性支气管炎、过度肥胖、过度消瘦（BMI < 12 kg/m^2）、胎儿宫内生长受限、血糖控制不好的 1 型糖尿病或高血压疾病、嗜烟等。而当孕妇在运动过程中发生阴道出血、宫缩、胎膜早破、呼吸困难、眩晕、头痛、胸痛时，应即刻停止运动。

参考文献

1. ACOG Committee Opinion No.650：Physical Activity and Exercise During Pregnancy and the Postpartum Period.Obstet Gynecol，2015，126（6）：e135-142.

2. Padayachee C，Coombes JS.Exercise guidelines for gestational diabetes mellitus. World J Diabetes，2015，6（8）：1033-1044.

3. Hinman SK，Smith KB，Quillen DM，et al.Exercise in Pregnancy: A Clinical Review.Sports Health，2015，7（6）：527-531.

4. Evenson KR，Barakat R，Brown WJ，et al.Guidelines for Physical Activity

during Pregnancy：Comparisons From Around the World.Am J Lifestyle Med，2014，8

（2）：102-121.

5. Nascimento SL，Surita FG，Cecatti JG.Physical exercise during pregnancy：a

systematic review.Curr Opin Obstet Gynecol，2012，24（6）：387-394.

6. Colberg SR，Castorino K，Jovanovič L.Prescribing physical activity to prevent

and manage gestational diabetes.World J Diabetes，2013，4（6）：256-262.

（王晨　整理）

FIGO 关于青少年女性及育龄女性妊娠前和妊娠期营养建议

　　女性在青少年、孕前及孕期的营养状况对其自身和子代健康的影响是一项重要的公共卫生问题。2015 年 5 月，FIGO 在《国际妇产科杂志》上发表了关于青少年及育龄女性孕前和孕期营养的实用建议。经与 FIGO 协商和授权，该指南已进行中文摘要翻译，于 2016 年 12 月至 2017 年 3 月陆续在《中华围产医学杂志》刊出。

　　在刚刚召开的"第九届国际妊娠合并糖尿病大会"期间（西班牙，巴塞罗那），FIGO"关于青少年及育龄女性孕前和孕期营养"学组进一步讨论并商定了对于此建议的宣传策略，并制定了相应宣讲材料，以期普及社会各界对青少年女性及育龄女性孕前和孕期营养的关注。FIGO 营养指南是目前最新也是最全面的关于青少年女性及围孕期女性的临床营养指导原则。兼具合理性、科学性和规范性。值得我国科研工作者借鉴和学习。

23. 营养不良包括营养缺乏、营养过剩和微量营养素缺乏

营养是指为了使生长发育、机体功能达到最佳状态，个体所需的物质摄入。营养良好指以最佳数量和比例提供必需营养素的均衡饮食模式。而营养素低的食物摄入过量或富含营养素的食物摄入不足都可导致营养失调，进而发生营养缺乏、营养过剩或微量营养素缺乏。

造成个体营养缺乏的原因有：食物摄入不足，营养素需求量或丢失量增加或对营养吸收利用不佳。营养过剩是指经常摄入过多的热量，通常导致超重甚至肥胖。而当个体食物摄入不足、食物生物利用度低或对营养素的需求量增加（如快速生长发育、寄生虫病、传染病、月经量过多），则会导致维生素和矿物质缺乏。微量营养素缺乏并非均为资源缺乏所致，其常常与肥胖及NCDs 共存。此外，影响机体吸收和代谢的生活方式（如吸烟、饮酒）也会影响机体的营养状况。

24. 微量营养素的补充方法

微量营养素缺乏的主要干预措施包括：

（1）改变饮食结构：微量营养素缺乏可通过增加饮食的多样性，增加营养素如维生素和矿物质的摄入，或促进机体对营养素的吸收和利用等途径实现。鼓励女性食用生物利用度较高的含

铁食物，尤其是肉类。蔬菜多用于补充维生素。增加铁元素和锌元素生物利用度的方法包括增加和促进铁吸收、减少抑制铁吸收的食物摄入，也可使用食品加工技术（如发酵）降低铁抑制剂的含量。一些素食女性可在妊娠期间食用动物制品，或调整饮食习惯，如可食用酵母来补充维生素 B_{12}。

（2）微量营养素直接补充：通过液体、药片、药丸、散剂等形式直接补充微量营养素，是临床中最普遍且被证明是有效的纠正微量营养素不足的方式。目前有铁、叶酸、碘、钙及多种微量营养素制剂。

1）妊娠期及哺乳期微量营养素补充：铁和叶酸：建议青少年女性及成年孕妇常规补充铁剂和叶酸。目前推荐女性在妊娠期尽早补充并尽可能持续整个孕期，甚至持续至产后 3 个月，补充剂量为每日铁元素 30 ～ 60 mg 和叶酸 400μg，以降低缺铁性贫血和低出生体重儿的发生。

钙：许多研究证实，妊娠期补充钙元素可以减少妊娠期高血压疾病的发生，因此 WHO 建议对于钙元素摄入较低的妊娠期女性，自妊娠 20 周至分娩，应每日补充 1.5 ～ 2.0 mg 钙元素来预防子痫前期的发生。

碘：对于不易获得加碘盐的地区，建议当地女性在妊娠期和哺乳期每日补充 250μg 或一年补充 400 mg 碘。而在其他国家，如美国、加拿大和澳大利亚，建议所有妊娠期及哺乳期女性每日补充 150μg 碘。需要强调的是，目前商业化的多种微量营养素合剂中已包含推荐量的碘元素，因此不需再额外补充。

2）青少年和育龄非孕期女性营养素补充：每周一次的间断口服补铁可有效预防女性月经初潮后引发的贫血。WHO 建议青少年女性采用间断补充方案：全年或 3 个月为一疗程，每周补充 60 mg 铁元素和 2.8 mg 叶酸。

（3）微量营养素强化食品：食品微量营养素强化是指在食物中增添 1 种或多种必需营养素，无论食物本身是否具有这些营养素。这个过程通常在食品的加工过程中完成，是一种经济有效且简便可靠的预防微量营养素缺乏的方法。

25. FIGO 指南强调青少年及育龄女性的孕前和孕期营养非常重要

FIGO 呼吁：提升对女性营养状况可影响自身及子代健康的认识，加强改善青少年及育龄期女性营养健康状况。

FIGO 建议将孕期营养及围产期的健康视为妇女整体健康的一部分，强调青少年和年轻时期的营养状况关乎其终身健康，而孕前健康的生活方式有益于下一代的健康（图 6）。青少年和年轻女性的营养状况是可以改变的，因此应在所有可能条件下，对女性孕前营养状况给予关注，不断鼓励女性养成健康的饮食习惯，遵循健康的生活方式。

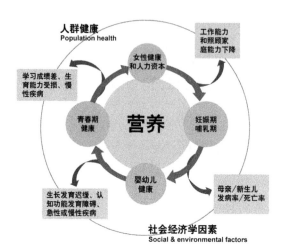

[引自：Hanson MA，Bardsley A，De-Regil LM，et al.The International Federation of Gynecology and Obstetrics（FIGO）recommendations on adolescent，preconception，and maternal nutrition："Think Nutrition First".Int J Gynaecol Obstet，2015，131 Suppl 4：S213-253.]

图6 营养是终身健康与代际健康的核心

FIGO 在此次建议中倡导：①提升女性对营养状况可影响其自身及子代健康的认知；②更加关注母亲营养不良导致子代患慢性非传染性疾病（non-communicable diseases，NCDs）风险的增加；③采取行动改善青少年和育龄女性的营养状况；④采取公共卫生措施加强营养教育，尤其针对青少年和年轻女性；⑤增强对育龄女性孕前服务的普及，协助实现有计划性的健康妊娠。

26.FIGO 指南中关于健康饮食的建议

FIGO 指出，良好的饮食应既能满足机体的营养代谢需要，又不宜过量。尤其要注意的是，营养不等同于能量——健康的饮食需摄入高营养密度的食物，包括豆类、蔬菜和水果，同时限制摄入高能量但营养密度低的食物，如糖、含糖饮料及饱和脂肪酸。

降低疾病风险的饮食结构包括充足的蔬菜水果、全谷物、坚果及足量的纤维素，同时限制饱和脂肪酸的摄入。总体来说，健康的饮食是要有足量植物来源的食物，并包括一定比例的不饱和脂肪酸、家禽、少量的低脂乳制品、蛋类及少量加工肉类。减少脂肪总量的摄入并不是健康饮食的首要条件，更重要的是不饱和脂肪酸与饱和脂肪酸适宜的比例，以及避免合成反式脂肪酸的摄入，才能使各种因素导致的死亡率降至最低，尤其是心血管疾病及恶性肿瘤。

世界卫生组织建议成人健康饮食组成如下：水果、蔬菜、豆类；坚果和全谷物（未加工的玉米、小米、燕麦、小麦、糙米）；每日摄入至少 400 g 蔬菜水果（不包括土豆等块茎类食物）；从糖类获得的能量低于总能量的 10%（约 50 g），最好低于总能量的 5%；从脂肪类食物获得的能量需低于总能量的 30%，不饱和脂肪酸更佳（饱和脂肪酸低于总能量的 10%，多不饱和脂肪酸为总能量的 6% ~ 10%）；每日食盐摄入需低于 5g（含 2g 钠），并推荐加碘盐。

此外，食物多样性是评价饮食质量的指标之一，并影响营养素的摄入水平。联合国营养分会和粮农组织认为，为保证饮食多样性，女性每日应摄入 5 ~ 10 类食物，且每类食物最低摄入量为 15 g。

27. FIGO 指南对青少年及孕前女性的营养建议

FIGO 强调优化青少年及孕前女性营养状况的重要性，鼓励其妊娠前建立健康的饮食结构和生活方式。如果女性在青少年时期及妊娠前建立了良好的饮食习惯、摄入足量的营养素，则无须在妊娠期间刻意调整饮食结构。FIGO 指出，青春期即应开始加强对女性的健康教育，促其养成良好的饮食及运动习惯，并使其认识到健康生活方式的重要性。健康教育的目标人群还应包括青少年女性的父母、老师、社会文化机构，从而全面改善女性营养状况。

近期研究表明，妊娠期再改变女性生活方式的成效很低，尤其是妊娠前超重和肥胖者。所以对女性的营养管理应尽早开始，强调女性在青少年时期就应定期进行体检。最理想的方式是从小学至高中阶段，全面对女性进行营养健康教育。同时还应鼓励女性规律运动并避免长期久坐。建议所有育龄女性，注意饮食中可能缺少的某些营养素，并通过膳食多样化、摄入营养素强化食品和直接补充营养素等方式纠正。FIGO 对青少年及育龄女性妊娠前的具体营养建议见表 6。

表 6　FIGO 对青少年及育龄女性孕前和孕期的营养建议

营养素	每日需要摄入含量			功能	食物来源	造成缺乏的危险因素 / 需额外补充
	妊娠前	妊娠期	哺乳期			
蛋白质	60	71	71	细胞结构和功能的组成成分	肉、家禽、鱼、蛋、乳制品、豆类、谷物、坚果及种子	蛋白质能量营养不良
Omega-6 多不饱和脂肪酸 (g)	11 ~ 12	13	13	结构性生物膜中脂质的组成成分，参与细胞信号传导，类花生酸的前体物质	坚果、种子、植物油（玉米油、葵花子油、大豆油），供给花生酸的：家禽、蛋、鱼	食物中含有较多的脂肪酸
Omega-3 多不饱和脂肪酸 (g)	1.1	1.4	1.3	神经功能发育，机体生长，类花生酸的前体物质	鱼油，多脂鱼类，亚麻油及坚果（如核桃）	食用多脂鱼类过少，食物中含有较多的饱和脂肪酸
碳水化合物 (g)	130	175	210	生长发育	块茎类蔬菜，谷物及糖类	蛋白质能量营养不良
叶酸 (μg)	400	400 ~ 600	600	神经系统功能，红细胞生成，神经管形成及大脑发育	动物肝脏，酵母中提取，绿叶蔬菜、豆类、柑橘类水果及叶酸强化的早餐麦片	神经管畸形家族史，饮食摄入叶酸不足

续表

营养素	每日需要摄入含量			功能	食物来源	造成缺乏的危险因素/需额外补充
	妊娠前	妊娠期	哺乳期			
维生素 B12 (μg)	2.4	2.6	2.8	神经系统功能，红细胞生成，神经管形成及大脑发育	乳制品，肉类（尤其是肝脏），家禽，鱼类及蛋类	素食饮食，吸收不良，营养不良高发地区
维生素 A (视黄醇活性当量)(μg)	700	750~770	1300	视力，免疫，生长发育，器官肢体形成，红细胞生成	黄或橙色蔬菜，鳕鱼鱼肝油，蛋类及乳制品（维生素A前体物质：类胡萝卜素的来源）	在某些地区流行，锌元素可抑制维生素A的代谢
维生素 D (U)	≥600	≥600	≥600	免疫功能，骨骼生长，钙磷平衡，胰岛素分泌，血压调节	多脂鱼类，蛋类及乳制品	日照不足，饮食摄入不足及肥胖
维生素 B6 (mg)	1.3	1.9	2.0	多种生物酶的功能：蛋白质代谢，神经系统功能	家禽类，鱼类（金枪鱼），肉类，豆类，土豆等块茎类食物，非柑橘类水果，坚果及种子	饮酒，饮食欠佳及系统性感染
碘元素 (μg)	150	220	290	调整孕期甲状腺功能，大脑发育	海产品，加碘盐	因土壤中含碘量低造成碘缺乏

续表

营养素	每日需要摄入含量			功能	食物来源	造成缺乏的危险因素/需额外补充
	妊娠前	妊娠期	哺乳期			
铁元素 (mg)	15~18	27	9	血红蛋白合成，器官功能	肉，家禽类，鱼类，海产品，酵母，豆腐	疟疾感染或流行区域，素食，营养不良
钙元素 (mg)	1000~1300	1000~1300	1000~1300	肌肉功能，骨骼生长，神经冲动传导及激素分泌	乳制品，豆腐，沙丁鱼，豆类，大白菜，橘子，鱼类，甘蓝及西兰花	乳制品摄入不足，素食，青春发育高峰期
硒元素 (μg)	55	60	70	生育能力，胎儿生长及预防氧化，应激	富含硒元素，土壤中生长的植物性食物及其以其为食物的动物性食物	土壤硒含量低
锌元素 (mg)	8~9	11~12	12	免疫功能，抵抗感染，生长发育，神经系统发育	牡蛎等贝壳类海鲜，红肉，家禽类，坚果豆类，蛋类及种子（芝麻，南瓜籽，向日葵籽）	蛋白质能量不足，动物性食物摄入不足，食物中含较多肌醇六磷酸（全谷物），补充铁及钙元素，抑制锌元素吸收

续表

营养素	每日需要摄入含量			功能	食物来源	造成缺乏的危险因素/需额外补充
	妊娠前	妊娠期	哺乳期			
胆碱（mg）	400～425	450		生物膜功能，神经冲动传导，大脑发育，神经管形成	肝脏、蛋类、牛肉、鱼类、海鲜、牛奶及麦芽	素食
维生素 H（μg）	25～30	30		免疫功能，神经系统功能	蛋黄、豆类（特别是黄豆及扁豆）、向日葵籽、牛奶、奶酪、鸡肉、猪肉、牛肉及某些蔬菜水果	蛋白摄入过多
铜元素（μg）	890～900	1000		免疫功能，结缔组织合成，铁元素代谢，中枢神经系统功能	动物脏器、谷物、贝壳类食物（牡蛎）、坚果、种子及可可食品	铁元素及锌元素补充可抑制铜元素吸收

[引自：Hanson MA，Bardsley A，De-Regil LM，et al.The International Federation of Gynecology and Obstetrics（FIGO）recommendations on adolescent，preconception，and maternal nutrition："Think Nutrition First".Int J Gynaecol Obstet，2015，131（Suppl 4）：S213-253.]

28. FIGO 指南对妊娠女性的营养建议

FIGO 强烈建议妊娠期女性尽早进行产前检查、营养咨询和干预，及时治疗危及妊娠结局的疾病，如疟疾、肺结核、慢性非传染性疾病等。

女性如果在妊娠前已建立健康的饮食习惯，则无须在妊娠期进行调整。但需要注意的是，一些营养素在妊娠各阶段的需求量会增加。较为重要的营养素会随着妊娠的进展，需求量亦有所增加。基础营养状态不佳、低龄孕妇、多胎妊娠、妊娠间隔过短、营养吸收不良或有寄生虫感染的女性，妊娠期对某些营养素的需求量更大。故妊娠期女性应行相应检查，以了解叶酸、维生素 B_{12}、铁（血红蛋白和铁蛋白）等营养素的额外补充量。

联合国粮食及农业组织、世界卫生组织和联合国大学建议，妊娠早期每日应增加 85 kcal（1 kcal=4.184 kJ）的能量摄入，妊娠中期为 285 kcal，妊娠晚期为 475 kcal。IOM 建议妊娠中、晚期每日应分别增加 340 kcal 和 452 kcal 的能量摄入。FIGO 建议妊娠中、晚期每日能量摄入增加 340～450 kcal，并保证每日（或者每周 4 天以上）至少 30 分钟的中等强度运动（如游泳、快步走、瑜伽、自行车运动等）。

对妊娠前肥胖孕妇的特殊建议：应告知妊娠前肥胖的孕妇，妊娠期健康的饮食和适当的运动对母儿均有益，且有利于其自身产后减轻体重。同时，建议专业人员应为肥胖孕妇提供正确的饮食和运动指导。例如，应告知肥胖孕妇不需要摄入两人份的食物量，且不应该摄入全脂牛奶；在妊娠最初的 6 个月，其机体对于能量的需求量并没有显著增加，即使在妊娠最后的 3 个月，对于能量的需求量也只有小幅度的增加。肥胖孕妇应定期监测血糖和血压，以便及早发现和治疗妊娠期糖尿病和妊娠期高血压疾病。妊娠期糖尿病和肥胖孕妇（伴或不伴有妊娠期糖尿病）每日的能量摄入应不超过每千克体重 25 kcal，并保证每日至少 30 分钟的中等强度运动。肥胖的孕妇，尤其是伴有妊娠期糖尿病的孕妇，应多选择低升糖指数的食物、瘦肉、蛋白、多不饱和脂肪酸和单不饱和脂肪酸。每日总能量摄入限制在 1800 ～ 2000 kcal，其中每日碳水化合物应限制在 150 ～ 180 g，其有利于改善肥胖女性妊娠晚期的空腹胰岛素水平和糖代谢异常，并降低其远期发生 2 型糖尿病的风险。ACOG 也曾就超重和肥胖女性妊娠期的管理制定了相关指南。FIGO 对妊娠期女性的营养建议见前述表 6。

29. FIGO 指南对产后女性的营养建议

FIGO 认为产后是改善母儿营养状况的时期。FIGO 支持世界卫生组织关于至少 6 个月纯母乳喂养的建议，并建议尽可能延长母乳喂养的持续时间以促进母儿健康。

产后及哺乳期女性需要保持健康的饮食习惯来重建机体的营养储备，补充其妊娠期的营养消耗。哺乳期女性体内营养素优先通过乳汁分泌，因此，如果产后营养素摄入不足，则女性自身营养储备将减少。

女性良好的营养及健康状态对其分泌足量母乳及照顾新生儿至关重要。如果女性营养储备耗竭，其导致的负面影响将持续至女性再次妊娠。如果母亲营养状况良好，其子代在生后 6 个月内，则不需要母乳之外的其他食物。

在少数情况下，母乳喂养是禁忌的，如母亲感染 1 型人类免疫缺陷病毒（human immunodeficiency virus-1，HIV-1）、1 型和 2 型人嗜 T 淋巴细胞病毒，以及乳腺单纯疱疹病毒。但在一些资源匮乏的地区，仍建议 HIV 感染的母亲进行母乳喂养，因为其他感染或营养不良可能造成的患病及死亡风险超过了 HIV 通过母乳传播的风险。

在哺乳期的第 6～12 个月，很多营养素在母乳中的含量开始快速降低，不足以满足婴儿生长的需要，所以从单纯母乳喂养到添加辅食的过渡阶段应在婴儿 6 至 18～24 月龄（6 月龄开始添加辅食，母乳可持续到 18～24 月龄），这个阶段也是婴儿最易发生营养不良的时间，而此时期发生的营养不良是造成全球 5 岁以下营养不良的主要原因。婴儿偏食的习惯也是在此阶段形成的。婴儿除了需要添加富含铁元素的辅食，对于即将断奶的婴儿也应逐渐给予其多样化的辅食。如果饮食中缺少维生素和矿物质，则给予营养素强化辅食或多种微量营养素制剂。哺乳期女性食用的某些食物可能影响母乳的味道，继而影响婴儿对新口味的接受程度，因此哺乳期女性应保持健康且多样化的饮食方式。能够在妊娠前、妊娠期及产后保持良好饮食习惯的女性，才能更好地鼓励其子代健康饮食。而未母乳喂养的女性产后也应继续健康饮食，但能量摄入较妊娠晚期应有所减少，以促进其产后减轻体重。

综上，为了更美好的未来和社会的进步，应保证青少年女性及育龄期女性拥有良好的健康状况，因为女性良好的健康状况是优质宫内环境的必要条件，更是其子代生长发育的基础。女性的超重 / 肥胖，代谢和内分泌状态异常，抑或营养不良均可影响疾病的代际传播、自身幸福感和寿命，甚至影响社会经济的发展。因此，需要投入大量的人力物力，并提倡多方通力合作，将 DOHaD 理论贯彻到临床实践，通过生命早期的生活方式规范，改善生命早期的环境，进而促进后代的健康并提高整个社会的健康水平！

参考文献

1. Figo Working Group On Best Practice In Maternal-Fetal Medicine; International Federation of Gynecology and Obstetrics.Best practice in maternal-fetal medicine.Int J Gynaecol Obstet，2015，128(1)：80-82.

2. 中国营养学会膳食指南修订专家委员会妇幼人群膳食指南修订专家工作组 . 备孕妇女膳食指南 . 中华围产医学杂志，2016，19(8)：561-564.

3. 中国营养学会膳食指南修订专家委员会妇幼人群膳食指南修订专家工作组 . 哺乳期妇女膳食指南 . 中华围产医学杂志，2016，19(10)：721-726.

4. 中国营养学会膳食指南修订专家委员会妇幼人群膳食指南修订专家工作组 . 孕期妇女膳食指南 . 中华围产医学杂志，2016，19(9)：641-648.

（王 晨 整理）

口服降糖药（二甲双胍、格列本脲）的孕期应用评价

30. 随着二胎时代到来，妊娠合并糖尿病发病率逐年攀升

随着中国经济水平的增长和居民收入水平的提高，国民饮食结构逐渐改变，肥胖和 2 型糖尿病的发生率呈上升趋势。有研究指出孕前超重、肥胖和严重肥胖的孕妇患妊娠期糖尿病的风险分别是正常孕妇的 2 倍、4 倍和 8 倍，随着前者发病率的升高，妊娠期糖尿病患者逐渐增多，目前，中国妊娠期糖尿病的发病率为 17.5%。妊娠期糖尿病患者产后空腹血脂和血压水平、微血管和大血管功能均发生改变，使其患 2 型糖尿病的风险增加，分别有 3.7%、4.9% 和 13.15% 的妊娠期糖尿病患者在产后 9 个月内、15 个月内和 5.2 年内罹患 2 型糖尿病。有妊娠期糖尿病史的女性

再次妊娠时，患妊娠期糖尿病的风险也明显增加。随着中国二胎政策的全面开放，有妊娠期糖尿病史的女性再次妊娠和 2 型糖尿病合并妊娠的发生率也逐渐上升，其子代远期患肥胖、糖尿病等代谢性疾病的风险也较高，从而形成了高血糖的不良循环。

妊娠合并糖尿病患者存在孕前和孕期高血糖的风险，血糖未得到控制的患者，其子代处于慢性缺氧、高血糖和血糖水平反复急剧变化的宫内环境中，胎儿可反复出现酸中毒和高胰岛素血症，不仅增加胚胎流产、畸形的风险，也使胎儿脂肪、蛋白质合成增加和肝糖原积累，最终导致巨大儿。孕前超重也是分娩巨大儿的危险因素。巨大儿在儿童期和成年期易患肥胖、糖尿病和高血压等代谢性疾病，患心血管疾病的风险较出生体重正常的子代增加。也有研究提示中孕期血糖水平与胎儿先天性心脏病有关，中孕期血糖水平高可显著增加胎儿患法洛四联症的风险。除此之外，妊娠合并糖尿病患者，其子代也可出现神经系统症状，如智力缺陷、多动症和自闭症等，子代 1 ～ 2 岁时神经系统、运动和心理发育均较非糖尿病患者子代差。

31. 妊娠合并糖尿病临床指南建议孕期应用口服降糖药

胰岛素是孕期降糖的一线用药，其有效性和对子代的近远期安全性已得到验证，但存在母体孕期增重多、低血糖事件发生率高、使用方式复杂、注射部位感染、需频繁监测血糖水平和费用高等不足，且部分患者存在恐针和胰岛素相关情绪问题。随着近年来出现的多篇高质量随机对照临床试验和系统评价，越来越多的妊娠合并糖尿病指南对孕期应用格列本脲和二甲双胍进行了探讨，并逐渐开始推荐将二甲双胍和格列本脲作为孕期降糖的一线用药。

（1）2007 年第五届妊娠期糖尿病国际工作会议指出，二甲双胍和格列本脲孕期应用的有效性和近期安全性在已有的随机对照临床试验和观察性试验中得到了验证，但仍需对子代进行长期的随访以验证其远期安全性。

（2）2008 年的《NICE 妊娠合并糖尿病指南》指出，对于妊娠合并糖尿病患者，若孕前或孕期使用二甲双胍将血糖控制于满意水平的获益大于可能存在的危害时，可以使用二甲双胍作为胰岛素的替代药物或补充治疗药物，但不推荐孕期使用其他口服降糖药。

（3）2014 年我国的《妊娠合并糖尿病诊治指南》指出，对于胰岛素用量较大或拒绝应用胰岛素的孕妇，应用上述口服降糖药的潜在风险远小于未控制的妊娠期高血糖本身对胎儿的危害，因此，在知情同意的基础上，部分妊娠期糖尿病患者可慎用口服降糖药。指南也指出，孕前应用二甲双胍的 2 型糖尿病患者，需考虑药物的可能益处或不良反应，如果患者愿意，可在医师指导下继续应用二甲双胍。

（4）2015 年的《NICE 妊娠合并糖尿病指南》则推荐妊娠期糖尿病患者调整饮食运动 1 ～ 2 周后，血糖控制仍不满意者，可使用二甲双胍降糖治疗，若血糖控制仍不满意，可在二甲双胍的基础上加用胰岛素，指南也推荐对于二甲双胍降糖不满意，且拒绝使用胰岛素的妊娠期糖尿病患者使用格列本脲降糖治疗。

（5）2015年《国际妇产科联盟妊娠期糖尿病诊治指南》指出，胰岛素、二甲双胍和格列本脲用于中晚孕期的妊娠期糖尿病患者均安全有效，可作为降糖的一线用药，其中二甲双胍和胰岛素优于格列本脲，二甲双胍（包括需补充使用胰岛素时）优于胰岛素。但FIGO指南强调，目前尚缺乏对口服降糖药远期安全性的证据。

相比之下，二甲双胍具有降糖效果好、使用方便、患者孕期增重少和不增加患者低血糖风险的优点，治疗妊娠期糖尿病的费用较胰岛素明显减少，虽有胃肠道不良反应，但坚持使用，部分不良反应可耐受。格列本脲也具备降糖效果好、使用方便和价格低廉的优势。二甲双胍和格列本脲孕期应用的有效性与子代近期安全性已不断得到验证，子代远期安全性有待进一步随访。

32. 二甲双胍孕期应用的有效性和安全性证据

（1）二甲双胍的药代动力学特点

二甲双胍单次用药剂量为0.5～1g时的生物利用度为40%～60%，且随用药剂量增加而下降，其血浆峰值浓度出现在单次用药后的4小时内，半衰期约为6.2小时，故推荐分次用药。二甲双胍主要以原型通过肾脏清除，二甲双胍肾脏清除率与肌酐清除率关系较强，并受肾小管分泌作用的影响。有实验指出，与产后相比，孕中期和孕晚期二甲双胍清除率分别增加了49%和29%，孕期二甲双胍的用量随孕周改变可适当上调20%。

随餐用二甲双胍可减少部分患者胃肠道不耐受的不良反应，如腹泻等，但会影响二甲双胍的吸收。二甲双胍可通过胎盘屏障，但并不会刺激胎儿胰腺分泌胰岛素，使其安全性得到保证。美国食品药品监督管理局已将二甲双胍列为妊娠期药物分类中的B类药。哺乳期使用二甲双胍时，婴儿每日从母乳中摄取0.13～0.28 mg二甲双胍，因剂量较低，无药理学作用。

（2）二甲双胍治疗妊娠期糖尿病的临床试验结局

二甲双胍是胰岛素增敏剂，可提高机体对胰岛素的敏感性，其主要作用机制包括：①二甲双胍在胰岛素受体后水平提高组织对胰岛素的敏感性，改善胰岛素抵抗和高胰岛素血症；②二甲双胍可使葡萄糖转运体由微粒体向肝脏和肌肉细胞易位，增加其对葡萄糖的摄取；③二甲双胍抑制糖代谢和糖酵解中的关键酶，抑制ATP的产生，最终抑制葡萄糖的生成及肝糖的输出；④二甲双胍抑制小肠微绒毛细胞表面的钠－葡萄糖共离子输送体，抑制葡萄糖从肠道的吸收。

二甲双胍治疗妊娠期糖尿病临床试验（metformin in gestational diabetes trial，MiG试验）是一项较为经典的前瞻性随机对照临床试验，该研究于2008年发表在新英格兰杂志上，引发了全球范围对二甲双胍治疗妊娠期糖尿病有效性和安全性的探讨。该试验纳入了733例18～45岁的GDM患者，分别来自于10家位于新西兰及澳大利亚乡村的妇产医院。研究者将患者随机分为二甲双胍组和胰岛素组后，患者分别使用二甲双胍 500 mg bid（上限为 2500mg/ d）或胰岛素控制血糖，二甲双胍组血糖控制不满意时，加用胰岛素协助控制血糖。试验的主要结局包括新生儿低血糖、新生儿呼吸窘迫综合征、光疗、出生创伤、5 分钟 Apgar 评分 < 7 分和早产。次要结局包括新生儿体质指标、母体孕期血糖、妊娠期高血压疾病、产后糖耐量和患者治疗接受度。试验发现二甲双胍（单用或加用胰岛素）与胰岛素相比不增加主要结局的发生率，但二甲双胍组严重新生儿低血糖发生率低（< 1.6 mmol/L，P=0.008）；两组次要结局中二甲双胍组患者自入组至孕 36 周的增重较胰岛素组减少，二甲双胍组患者自入组至产后 6 ～ 8 周体重下降更多，其他次要结局发生率均无显著差异。二甲双胍组二甲双胍日用剂量的中位数是 2500 mg，此组胰岛素日用剂量的中位数为 44 U，平均在使用二甲双胍 20.4 天后开始加用胰岛素；胰岛素组胰岛素日用剂量的中位数是 50 U，二甲双胍可显著减少胰岛素用量。二组患者均在产后 6 ～ 8 周进行了 75 g 口服糖耐量测试，23% 的二甲双胍组患者和 20.6% 的胰岛素组患者被诊断为糖耐量受损或 2 型糖尿病。产后对二组患者进行的治疗接受度调查显示，76.6% 的二甲双胍组患者表示再次妊娠仍会选用二甲双胍，27.2% 的胰岛素组患者表示再次妊娠仍会选用胰岛素（P < 0.001）。

Ainuddin 等人的前瞻性随机对照临床试验纳入了 150 名妊娠

期糖尿病患者，其中二甲双胍组和胰岛素组各 75 名患者，二甲双胍组患者血糖控制不满意时加用胰岛素协助控制血糖，试验将此部分患者进一步分为单用二甲双胍组和二甲双胍联用胰岛素组。试验发现开始治疗 1 周后各组患者的血糖均得到控制，单用二甲双胍组和二甲双胍联用胰岛素组患者孕期增重均较胰岛素组明显减少（$P=0.0000$）。在母体妊娠结局方面，妊娠期高血压、平均分娩孕周和剖宫产率在各组无明显差异。胰岛素组患者共 6 名患者发生子痫前期，二甲双胍联用胰岛素组患者只有 1 名患者发生子痫前期（$P=0.05$）。在新生儿结局方面，二甲双胍组新生儿出生体重明显低于其他各组，且新生儿低血糖和新生儿入重症监护室（住院时间＞ 24 小时）发生率明显下降。小于胎龄儿、大于胎龄儿、新生儿呼吸窘迫综合征和新生儿黄疸的发生率在各组无明显区别。全部的二甲双胍组患者和 40% 的胰岛素组患者表示愿意在下次妊娠时用原治疗方案。二甲双胍的平均用量是 1.9 g/d，胰岛素组患者胰岛素的平均用量为（49.4±19.2）U/d。42.66% 的二甲双胍组患者需要加用胰岛素，此组胰岛素的平均用量为（13.6±2）U。

Spaulonci 等人的试验中二甲双胍组和胰岛素组各有 47 名妊娠期糖尿病患者（单用二甲双胍血糖控制不满意时加用胰岛素协助控制血糖），试验发现开始药物治疗后，二甲双胍组患者的血糖水平较低（$P=0.02$），二甲双胍组患者自诊断妊娠期糖尿病至分娩的体重增加量较少（$P=0.002$），开始药物治疗至分娩的体重增加量也较少（$P=0.001$），新生儿低血糖发生率较低（$P=0.032$）。

而分娩孕周、剖宫产率、Apgar 评分、分娩时脐动脉 pH 值和新生儿出生体重在两组相似，巨大儿、新生儿呼吸窘迫综合征、新生儿高胆红素血症的发生率也在两组相似。除此研究外，也有随机对照临床试验发现二甲双胍组母体和新生儿低血糖发生率、新生儿平均出生体重、高出生体重儿发生率、新生儿高胆红素血症发生率、新生儿呼吸窘迫综合征发生率、患者孕期增重、子痫前期发病率均较胰岛素组低。

多篇分析二甲双胍与胰岛素相比治疗妊娠期糖尿病的系统性评价证实，二甲双胍在治疗妊娠期糖尿病时，患者的血糖控制情况和母儿结局较胰岛素无显著差异，并指出二甲双胍不但不增加母儿不良结局发生率，还可减少患者孕期增重，减少新生儿低血糖发生率，较胰岛素更具优势。例如，有系统性评价纳入了高质量随机对照临床试验 12 篇（表 7），进行了 Meta 分析比较二甲双胍与胰岛素治疗妊娠期糖尿病的母儿妊娠结局。

表 7　纳入二甲双胍及胰岛素治疗 GDM 的 Meta 分析的前瞻性随机对照临床试验特点

Author	Year	Area	Label	Age	Diagnsis	Weeks*	Metformin	Insulin	Dosage of Met	Dosage of I
Rowan	2008	New Zealand/Australian	Open label	18–45 years	GDM	20–33 weeks	363	370	500–2500 mg	30–90 units
Ijäs	2010	Finland	Open label	–	GDM	12–34 weeks	47	50		
Niromanesh	2012	Iran	Single blinded	18–40 years	GDM	20–34 weeks	80	80	1000–2500 mg	
Mesdaghinia	2013	Iran	Off-label	18–45 years	GDM	24–34 weeks	100	100	500–2500 mg	
Spaulonci	2013	Brazil	–	–	GDM	–	46	46	1700–2550 mg	
Barret	2013b	New Zealand/Australian	–	–	GDM	20–33 weeks	219	213	1750–2500 mg	
Barret	2013a	New Zealand/Australian	Open label	18–45 years	GDM	20–33 weeks	236	242		30–90 units
Garford	2013	New Zealand/Australian	–	–	GDM	20–33 weeks	89	91		
Tertti	2013	Finland	Open label	–	GDM	–	110	107	500–2000 mg	10 units (2–42)
Ibrahim†	2014	Egypt	–	–	GDM/DM	–	46	44	1500–2000 mg	
Ainuddin	2014	Pakistan	Open label	20–46 years	GDM	20–36 weeks	75	75	500–2500 mg	
Tertti	2014	Finland	Open label	21–44 years	GDM	22–34 weeks	110	107	1000–2000 mg	

†GDM/prepregnancy DM: poor glycemic control at a daily dose of ≥1.12 units/kg insulin (insulin resistance)
*Gestational weeks
Met = Metformin I = Insulin

[引自 Feng Y, Yang H.Metformin–a potentially effective drug for gestational diabetes mellitus: a systematic review and meta-analysis.The Journal of Maternal-Fetal & Neonatal Medicine，2017，30（15）：1874-1881.]

此 Meta 分析的主要结局包括大于胎龄儿（图 7）、母体孕期增重（自入组至孕 36 ～ 37 周）（图 8）、母体孕 36 ～ 37 周糖化血红蛋白（图 9）；次要结局包括母体高血压疾病（图 10）、剖宫产率（图 11）、新生儿低血糖（图 12）、新生儿呼吸窘迫综合征（图 13）。各主要结局及次要结局森林图详见下图。

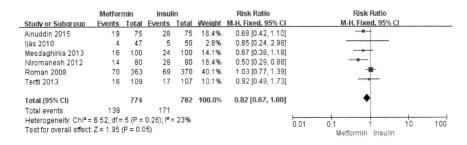

	Metformin		Insulin			Risk Ratio
Study or Subgroup	Events	Total	Events	Total	Weight	M-H, Fixed, 95% CI
Ainuddin 2015	19	75	28	75	16.4%	0.68 [0.42, 1.10]
Ijäs 2010	4	47	5	50	2.8%	0.85 [0.24, 2.98]
Mesdaghinia 2013	16	100	24	100	14.1%	0.67 [0.38, 1.18]
Niromanesh 2012	14	80	28	80	16.4%	0.50 [0.29, 0.88]
Roman 2008	70	363	69	370	40.1%	1.03 [0.77, 1.39]
Tertti 2013	16	109	17	107	10.1%	0.92 [0.49, 1.73]
Total (95% CI)		**774**		**782**	**100.0%**	**0.82 [0.67, 1.00]**
Total events	139		171			

Heterogeneity: Chi² = 6.52, df = 5 (P = 0.26); I² = 23%
Test for overall effect: Z = 1.95 (P = 0.05)

图 7　大于胎龄儿

	Metformin			Insulin				Mean Difference
Study or Subgroup	Mean	SD	Total	Mean	SD	Total	Weight	IV, Random, 95% CI
Niromanesh 2012	3.3	1.4	80	4.5	1.7	80	35.9%	-1.20 [-1.68, -0.72]
Roman 2008	0.4	2.9	363	2	3.3	370	37.0%	-1.60 [-2.05, -1.15]
Tertti 2013	1.8	2.6	110	2.2	3	107	27.1%	-0.40 [-1.15, 0.35]
Total (95% CI)			**553**			**557**	**100.0%**	**-1.13 [-1.73, -0.53]**

Heterogeneity: Tau² = 0.20; Chi² = 7.33, df = 2 (P = 0.03); I² = 73%
Test for overall effect: Z = 3.68 (P = 0.0002)

图 8　母体孕期增重（自入组至孕 36 ～ 37 周）

	Metformin			Insulin				Mean Difference
Study or Subgroup	Mean	SD	Total	Mean	SD	Total	Weight	IV, Fixed, 95% CI
Barret 2013a	5.59	0.07	219	5.62	0.085	213	93.4%	-0.03 [-0.04, -0.02]
Niromanesh 2012	4.3	0.5	80	4.3	0.4	80	1.0%	0.00 [-0.14, 0.14]
Rowan 2008	5.6	0.5	363	5.7	0.6	370	3.2%	-0.10 [-0.18, -0.02]
Tertti 2013	5.68	0.33	110	5.69	0.36	107	2.4%	-0.01 [-0.10, 0.08]
Total (95% CI)			**772**			**770**	**100.0%**	**-0.03 [-0.05, -0.02]**

Heterogeneity: Chi² = 3.27, df = 3 (P = 0.35); I² = 8%
Test for overall effect: Z = 4.33 (P < 0.0001)

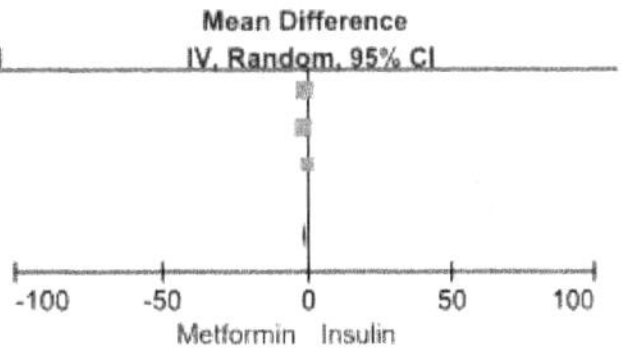

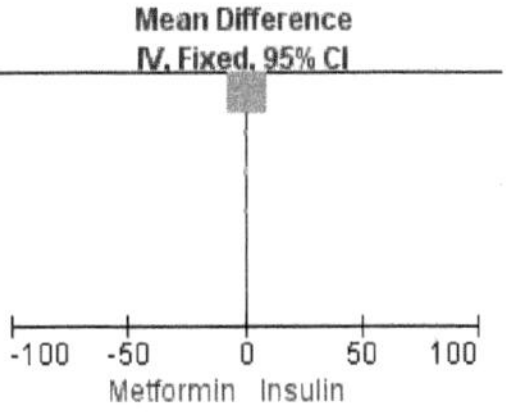

图 9　母体孕 36 ～ 37 周糖化血红蛋白

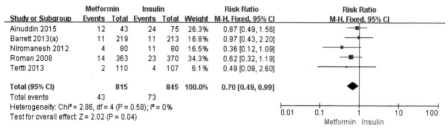

图 10 母体高血压疾病

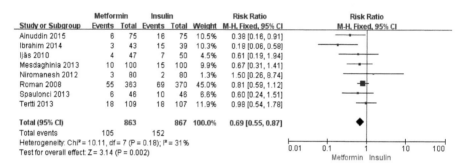

图 11 剖宫产率

图 12 新生儿低血糖

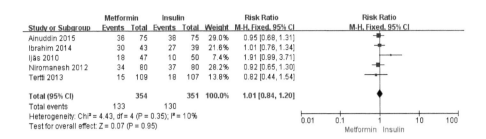

图 13　新生儿呼吸窘迫综合征

　　此研究发现，使用二甲双胍的妊娠期糖尿病患者母体剖宫产率、子代大于胎龄儿、新生儿呼吸窘迫综合征发生率与胰岛素组无显著差异，而二甲双胍组的母体孕期增重、孕晚期糖化血红蛋白水平、高血压疾病发病率及子代的新生儿低血糖发生率均显著低于胰岛素组，提示二甲双胍用于妊娠期糖尿病的有效性与胰岛素相似，不增加不良妊娠结局的发生风险，可用于管理孕期血糖。

33. 二甲双胍用于妊娠期糖尿病的用药方案

　　患者在妊娠 24 ～ 28 周诊断妊娠期糖尿病后，首先应进行 1 ～ 2 周的医学营养治疗和运动干预，然后每周选择 2 日测定空腹血糖和三餐后血糖，若 2 次血糖水平高于目标值，即餐前血糖 ≥ 5.3 mmol/L，餐后 2 小时血糖 ≥ 6.7 mmol/L，同时 HbA1c ≥ 5.5％，应尽早开始使用二甲双胍。晚孕期诊断妊娠期糖尿病的患者应尽早开始药物降糖治疗，以减少不良妊娠结局的发生率。

　　二甲双胍的起始用药剂量为 500 mg/d，随午餐服用，可

3～7天增加 500～750 mg，随早餐和晚餐服用。1～2 周后可调整为 2000～2500 mg/d 的最大剂量，若调整为最大剂量 1 周后，血糖控制仍不满意，需加用胰岛素控制血糖。若患者存在肥胖，孕前 BMI 高，有 GDM 史，孕前糖化血红蛋白高， OGTT 空腹血糖、餐后 1 小时血糖水平高，开始药物治疗前一周患者平均血糖水平高，使用药物控制血糖的孕周早，治疗后第 1 周空腹血糖水平高等胰岛素抵抗的危险因素，可在二甲双胍的基础上尽早加用胰岛素，或同时使用两种药物控制血糖，但应警惕低血糖事件发生。

二甲双胍的适应证、禁忌证及不良反应如下：

（1）适应证：① 2 型糖尿病合并妊娠或妊娠期糖尿病患者。②妊娠期糖尿病患者在医学营养治疗和运动干预 1～2 周后，餐前血糖≥ 5.3 mmol/L，餐后 2 小时血糖≥ 6.7 mmol/L，HbAlc ≥ 5.5%；2 型糖尿病合并妊娠的患者在医学营养治疗和运动干预 1～2 周后，餐前血糖≥ 5.6 mmol/L，餐后 2 小时血糖≥ 7.1 mmol/L，HbAlc ≥ 6%。③无使用二甲双胍的禁忌证。

（2）禁忌证：①胰岛素依赖性糖尿病患者，如 1 型糖尿病合并妊娠的患者。②肝肾功能不全者。③心力衰竭、糖尿病伴有酮症酸中毒和急性感染者。

（3）不良反应：①少数患者有暂时性胃肠不适及食欲减退，减量或停药后消失，如进餐时或餐后服用，这些不适感会显著减轻。②个别病例可有乏力、疲倦、头晕、体重减轻、皮疹等。

③如严格掌握禁忌证，二甲双胍极少诱发乳酸性酸中毒，当血中乳酸增加而无法用尿毒症、酮症酸中毒或水杨酸中毒解释时，可能为本品引起，一旦发生可出现呕吐、腹痛、换气过度、神志障碍。值得注意的是，服药后如出现血乳酸明显升高（＞3 mmol/L）、肾功能不全（血清肌酐＞120 μmol/L）、心肌梗死及当有禁忌出现时应停止用药。

34. 二甲双胍用于 2 型糖尿病合并妊娠的用药方案

若 2 型糖尿病患者在口服二甲双胍时妊娠，不应在孕 8～12 周内停用二甲双胍，因为此时换用胰岛素会导致血糖水平的波动，而胚胎形成时若暴露于高血糖环境可增加其畸形风险，及子代患糖尿病、肥胖等代谢综合征的风险，这种因血糖控制不满意带来的不良影响远大于二甲双胍对胚胎潜在的有害作用。孕前口服二甲双胍的 2 型糖尿病患者，发现妊娠后若血糖控制不佳，可将二甲双胍逐渐加量至 2500 mg/d 的最大剂量，若应用最大剂量二甲双胍 1 周后，血糖控制仍不佳，应加用胰岛素控制血糖。尽管单用口服降糖药不足以将血糖控制于正常水平，但可减少胰岛素使用量和频率，二甲双胍还可减少患者孕期增重。

孕前使用胰岛素的 2 型糖尿病合并妊娠患者，可在出现胰岛素抵抗时，加用二甲双胍，起始量为 1500 mg，分 3 次随餐口服，1 周后测定空腹血糖和三餐后 2 小时血糖，若血糖控制仍不佳，可将二甲双胍用量增至 2000 mg，1 周后再次测定空腹血糖和三餐后 2 小时血糖水平，若血糖控制仍不满意，可继续加量胰岛素实现血糖控制。

2 型糖尿病合并妊娠的患者孕期血糖控制目标：妊娠早期血糖控制勿过于严格，以防低血糖发生；妊娠期餐前、夜间血糖及空腹血糖宜控制在 3.3 ～ 5.6 mmol/L，餐后峰值血糖控制在 5.6 ～ 7.1 mmol/L，HbAlc ＜ 6.0%。

35. 格列本脲孕期应用的有效性和安全性证据

格列本脲是第二代磺脲类药物，可通过与胰岛 β 细胞膜上的特定受体结合，关闭钾 -ATP 通道，打开钙通道，使细胞质中钙水平上升，从而促进胰岛素的释放，增加胰岛素分泌量，降低餐后血糖水平。同时磺脲类药物可减少肝脏对胰岛素的清除，使胰岛素水平进一步升高，降低空腹血糖水平。有试验通过单个离体人胎盘小叶模型发现，格列本脲虽可通过胎盘屏障，但即使母体循环中格列本脲的浓度远高于治疗浓度，或对母体循环中血浆白蛋白的浓度进行调整，也没有发现明显的格列本脲转运。

Langer 等人于 2000 年在新英格兰杂志发表的大规模前瞻性随机对照临床试验，首次对比了格列本脲与胰岛素治疗妊娠期糖尿病的有效性和安全性。格列本脲组共纳入 201 例患者，胰岛素组共纳入 203 例患者，均来自美国德克萨斯州圣安东尼奥市的母胎医学诊所，格列本脲组血糖控制不满意时加用胰岛素协助降糖。试验发现两组大于胎龄儿、巨大儿、新生儿肺部合并症、新生儿低血糖、新生儿高胆红素血症、新生儿入重症监护室和先天缺陷等新生儿结局的发生率无显著差异，在母体血糖控制、剖宫产率和子痫前期发病率等母体结局上也无显著差异。母体格列本脲达到治疗浓度时，脐带血中未检测到格列本脲。

Behrashi 等人的试验中格列本脲组的妊娠期糖尿病患者共120例，胰岛素组的妊娠期糖尿病患者共129例，单用格列本脲血糖控制不满意时，加用胰岛素协助控制血糖。试验发现两组在新生儿低血糖发生率、先天缺陷、新生儿高胆红素血症、新生儿入重症监护室和新生儿呼吸窘迫综合征、新生儿低钙血症的发生率无显著差异。格列本脲组的巨大儿发生率较胰岛素组明显下降。

Lain 等人的试验中格列本脲组和胰岛素组的妊娠期糖尿病患者均41例，若单用格列本脲血糖控制不满意，则改用胰岛素继续治疗，共有3名患者改用胰岛素。试验发现两组的整体血糖控制情况相似，但晚餐后2小时血糖水平格列本脲组显著升高（P=0.03）。格列本脲组新生儿出生体重较高，但矫正分娩孕周等因素后，新生儿出生体重无显著差异。两组的新生儿人体测量学指标（体脂率、身长、体重、头围、BMI 等指标）、母体循环和脐带血中的代谢指标（包括胰岛素、C 肽、血糖和脂联素）和产科结局均相似。

Tempe 等人的试验中格列本脲组和胰岛素组的妊娠期糖尿病患者均42名，若单用格列本脲血糖控制不满意，患者改用胰岛素继续治疗。试验发现两组的死产、新生儿低血糖、巨大儿、宫内生长受限、胎儿窘迫、羊水过多、早产、先天缺陷、新生儿高胆红素血症和新生儿入重症监护室（住院时间＞24小时）的发生率均无显著差异。同时试验发现两组母体感染和子痫前期的发生率也相似。

根据这些高质量的随机对照临床试验，格列本脲可有效控制患者孕期血糖，妊娠不良结局的发生率也与胰岛素组无显著差异，孕期应用具有有效性及安全性，可考虑用于治疗妊娠期糖尿病，但其子代远期安全性仍需进一步随访验证。

36. 格列本脲用于妊娠期糖尿病的用药方案

格列本脲在血浆中几乎全部与白蛋白结合（98%～99%），口服5 mg格列本脲4小时后血药浓度达到峰值，血药浓度波动于112～360 ng/ml，进食不会影响药物的吸收。患者在妊娠24～28周诊断妊娠期糖尿病后，首先进行1～2周的医学营养治疗和运动干预，然后每周选择2日测定空腹血糖和三餐后血糖，若2次血糖水平高于目标值，即餐前血糖≥5.3 mmol/L，餐后2小时血糖≥6.7 mmol/L，同时HbAlc≥5.5%，应尽早开始使用格列本脲。对晚孕期诊断妊娠期糖尿病的患者应尽早开始药物降糖治疗，以减少不良妊娠结局的发生率。

格列本脲的起始量为1.25～2.5 mg/d，餐前30分钟口服，若空腹血糖较高，可晚餐前或睡前服用，若餐后血糖较高，可早餐前服用，可每周加量2.5～5 mg，最终调整为最大剂量20 mg/d

（10 mg bid）。若调整为最大剂量 1 ～ 2 周后，血糖控制仍不满意，需加用胰岛素控制血糖。若患者存在肥胖、孕前 BMI 高、有 GDM 史、孕前糖化血红蛋白高、OGTT、空腹血糖和餐后 1 小时血糖水平高，开始药物治疗前一周患者平均血糖水平高，使用药物控制血糖的孕周早，治疗后第 1 周空腹血糖水平高等胰岛素抵抗的危险因素，可在格列本脲的基础上尽早加用胰岛素，或同时使用两种方案控制血糖，但应警惕低血糖事件发生。

格列本脲适应证、禁忌证及不良反应如下：

（1）适应证：①妊娠期糖尿病患者。②妊娠期糖尿病患者在医学营养治疗和运动干预 1 ～ 2 周后，餐前血糖 ≥ 5.3 mmol/L，餐后 2 小时血糖 ≥ 6.7 mmol/L，HbAlc ≥ 5.5%。③无使用格列本脲的禁忌证。

（2）禁忌证：① 1 型糖尿病患者。②妊娠期糖尿病患者伴有酮症酸中毒、昏迷、严重烧伤、感染、外伤和重大手术等应激情况。③肝、肾功能不全者。④对磺胺药物过敏者。⑤白细胞减少的患者。

（3）不良反应：①可有腹泻、恶心、呕吐、头痛、胃痛等不适。②可有皮疹，但较少见。③少见而严重的不良反应：黄疸、肝功能损害、骨髓抑制、粒细胞减少（表现为咽痛、发热、感染）、血小板减少症（表现为出血、紫癜）等。

（4）注意事项：①高热、恶心、呕吐、甲状腺功能亢进者应慎用。②用药期间应定期测血糖、尿糖，尿酮体、尿蛋白和肝、肾功能，并进行眼科检查等。

37. 二甲双胍与格列本脲孕期应用的有效性与安全性比较

有随机对照临床试验对二甲双胍与格列本脲用于妊娠期糖尿病的有效性与安全性进行了比较，如 George 等人的试验中妊娠期糖尿病的患者被随机分入格列本脲组（80 例）和二甲双胍组（79 例），试验发现格列本脲组新生儿低血糖发生率明显高于二甲双胍组，其他新生儿主要结局（巨大儿、光疗、新生儿呼吸窘迫综合征、死产或新生儿死亡、新生儿创伤）发生率及次要结局（孕妇血糖控制情况、妊娠期高血压疾病发生率、引产率、分娩方式和会阴裂伤情况）均无显著差异。

Moore 等人的试验中格列本脲组共有 74 例妊娠期糖尿病患者，二甲双胍组共有 75 例妊娠期糖尿病患者，若使用口服降糖药血糖控制不满意，则改用胰岛素治疗。试验发现两组患者治疗后空腹、餐后 2 小时血糖水平均相似。同时，试验发现两组巨大儿、新生儿入重症监护室、新生儿低血糖、母体低血糖、母体子痫前期和肩难产发生率均相似，而二甲双胍组的新生儿平均出生体重较小，非择期剖宫产率较高。试验中二甲双胍组的急诊剖宫产有 3 例是由于胎儿臀位，8 例是由于可疑胎儿窘迫，还需要扩大样本量进一步验证口服降糖药对剖宫产率的影响。试验发现二甲双胍组 26 例患者（24.7%）和格列本脲组 12 例患者（16.2%）

没有实现血糖控制，二甲双胍的降糖失败率是格列本脲的 2.1 倍。

Nachum 等人的试验中格列本脲组共有 53 例妊娠期糖尿病患者，二甲双胍组共有 51 例 GDM 患者，若血糖控制不满意，加用另一种口服降糖药或改用胰岛素降糖治疗。格列本脲组中 18 例患者（34%）治疗失败，包括 6 例患者（11%）出现了低血糖事件，12 例患者（23%）血糖控制不满意。二甲双胍组中 15 例（29%）患者治疗失败，包括 1 名患者（2%）出现了消化道不良反应，14 例患者（26%）血糖控制欠佳。试验发现二甲双胍组患者（需要或不需要另一种降糖药）的治疗成功率较高。合用两组降糖药将胰岛素需求量从 33 例患者（32%）下降至 11 例患者（11%）。二甲双胍组和格列本脲组患者的平均血糖水平和母儿妊娠结局均无明显差异，包括巨大儿、新生儿低血糖、分娩孕周、早产、新生儿出生体重、大于胎龄儿、肩难产、新生儿高胆红素血症、新生儿光疗、新生儿低钙血症和母体妊娠期高血压、剖宫产率、治疗后母体平均餐前和餐后血糖水平、母体孕期增重等。

Silva 等人的试验中格列本脲组共有 32 例妊娠期糖尿病患者，二甲双胍组共有 40 名妊娠期糖尿病患者，若使用最大剂量的口服降糖药，血糖控制仍不满意，则改用胰岛素协助控制血糖。96% 的格列本脲组患者和 77% 的二甲双胍组患者血糖控制满意。试验发现两组的剖宫产率、分娩孕周、新生儿出生体重、大于胎龄儿、巨大儿、新生儿低血糖、新生儿入重症监护室发生率，Apgar 评分和母体糖化血红蛋白水平均相似，但格列本脲组患者的孕期增重较二甲双胍组多。

综上所述，格列本脲可有效控制孕期血糖，治疗成功率较高，与二甲双胍相比，不增加不良妊娠结局的发生率，但远期安全性仍需进一步验证。

38. 应根据妊娠合并糖尿病患者的个体化特点选择治疗方案

妊娠期糖尿病孕期降糖方案包括单用口服降糖药、口服降糖药加用胰岛素和单用胰岛素。在治疗方式的选择上，首先应明确血糖控制是第一位的。

胰岛素抵抗的危险因素包括肥胖、孕前 BMI 高、有妊娠期糖尿病史、孕前糖化血红蛋白高。胰岛素抵抗程度高的患者具有如下特点：OGTT 空腹血糖、餐后 1 小时血糖水平高，使用药物控制血糖的孕周早，开始药物治疗前一周患者平均血糖水平高，治疗后第 1 周空腹血糖水平高等。患者具备越多上述特点，需使用胰岛素的可能性越大。

对于胰岛素抵抗程度较轻的妊娠合并糖尿病患者，可首选口服降糖药控制血糖；合并较多危险因素的患者，应在口服降糖药的基础上积极使用胰岛素，联合用药既可减少胰岛素用量，也可减少患者孕期增重，且不增加不良妊娠结局的发生率。对于胰岛素抵抗程度较重的患者，必要时可首选胰岛素作为降糖药物。

39. 孕期应用口服降糖药的远期随访

在近期安全性上有研究显示，孕前和孕早期使用二甲双胍的多囊卵巢综合征患者不良妊娠结局的发生率，如先天缺陷和新生儿低血糖等，较普通人群并无明显升高。也有研究比较了正常产妇和患多囊卵巢综合征并在孕前和孕期持续使用二甲双胍的产妇的子代，发现子代 18 月龄时的生长指标、运动和社交发育程度均无明显差异，但二甲双胍组子代 1 岁时 BMI 较高。在远期安全性方面，随访发现二甲双胍组子代 2 岁时肩膀和上臂区皮下脂肪较胰岛素组多，二甲双胍组子代 8 岁时空腹血糖较高。但仍需进一步的随访验证孕期使用二甲双胍的远期安全性。

40. 妊娠期糖尿病患者产后预防 2 型糖尿病的策略

妊娠期糖尿病患者产后空腹血脂和血压水平、微血管和大血管功能均发生改变，使其患 2 型糖尿病的风险增加，其分别有 3.7%、4.9% 和 13.15% 的妊娠期糖尿病患者在产后 9 个月内、15 个月内和 5.2 年内罹患 2 型糖尿病。随着中国二胎政策的全面开放，有妊娠期糖尿病史的女性再次妊娠的发生率将逐渐上升。

有研究发现妊娠期糖尿病患者产后进行饮食营养干预，包括限制每日能量摄入，减少脂肪摄入，增加纤维摄入，尤其是注重摄入低升糖指数的食物能够明显改善患者产后的糖耐量情况，并控制体重。也有对妊娠期糖尿病患者的产后随访发现，对无妊娠期糖尿病史和有妊娠期糖尿病史的产后女性分别进行生活方式干预和口服二甲双胍的药物干预，自患者入组接受干预起为期10年的随访发现，与对照组相比，有妊娠期糖尿病史的女性口服二甲双胍后2型糖尿病的发生风险减少40%，生活方式干预将此风险减少35%；但对于无妊娠期糖尿病史的产后女性，生活方式干预将患2型糖尿病的风险减少30%，但口服二甲双胍并不能减少2型糖尿病的发生率。研究提示二甲双胍可有效改善妊娠期糖尿病患者产后的糖耐量情况，可预防妊娠期糖尿病和2型糖尿病的发生，从而改善母儿预后。另外，因乳汁中的二甲双胍药物浓度较低，对新生儿无不良作用，故妊娠期糖尿病患者，尤其是孕期需要使用胰岛素的A2型妊娠期糖尿病患者，可产后口服二甲双胍以预防远期的糖耐量异常问题。

参考文献

1. 陈丹玲，王淑芳.二甲双胍临床应用新进展.国际内科学杂志,2008,35(10)：578-581.

2. Rowan JA, Hague WM, Gao W, et al.Metformin versus insulin for the treatment of gestational diabetes.N Engl J Med, 2008, 358 (19)：2003-2015.

3. Ainuddin J, Karim N, Hasan AA, et al.Metformin versus insulin treatment in gestational diabetes in pregnancy in a developing country：a randomized control trial. Diabetes Res Clin Pract, 2015, 107 (2)：290-299.

4. Niromanesh S, Alavi A, Sharbaf FR, et al.Metformin compared with insulin

in the management of gestational diabetes mellitus：a randomized clinical trial.Diabetes Res Clin Pract，2012，98（3）：422-429.

5. Ibrahim MI， Hamdy A， Shafik A，et al.The role of adding metformin in insulin-resistant diabetic pregnant women：a randomized controlled trial.Arch Gynecol Obstet，2014，289（5）：959-965.

6. Mesdaghinia E， Samimi M， Homaei Z，et al.Comparison of newborn outcomes in women with gestational diabetes mellitus treated with metformin or insulin：a randomised blinded trial.Int J Prev Med，2013， 4（3）：327-333.

7. Balsells M， García-Patterson A， Solà I，et al.Glibenclamide， metformin， and insulin for the treatment of gestational diabetes：a systematic review and meta-analysis.BMJ，2015，350：h102.

8. Su DF，Wang XY.Metformin vs insulin in the management of gestational diabetes：a systematic review and meta-analysis.Diabetes Res Clin Pract,2014,104(3)：353-357.

9. Li G， Zhao S， Cui S，et al.Effect comparison of metformin with insulin treatment for gestational diabetes：a meta-analysis based on RCTs.Arch Gynecol Obstet，2015，292（1）：111-120.

10. Dhulkotia JS， Ola B， Fraser R，et al.Oral hypoglycemic agents vs insulin in management of gestational diabetes：a systematic review and metaanalysis.Am J Obstet Gynecol，2010，203（5）：457.e1-9.

11. Jiang YF， Chen XY， Ding T，et al.Comparative efficacy and safety of OADs in management of GDM：network meta-analysis of randomized controlled trials.J Clin

Endocrinol Metab，2015，100（5）：2071-2080.

12. Gui J， Liu Q， Feng L.Metformin vs insulin in the management of gestational diabetes：a meta-analysis.PloS one，2013，8（5）：e64585.

13. Kitwitee P， Limwattananon S， Limwattananon C，et al.Metformin for the treatment of gestational diabetes：an updated meta-analysis.Diabetes Res Clin Pract，2015，109（3）：521-532.

14. Hiersch L， Yogev Y.Management of diabetes and pregnancy--when to start and what pharmacological agent to choose? Best Pract Res Clin Obstet Gynaecol，2015，29（2）：225-236.

15. Langer O， Conway DL， Berkus MD，et al.A comparison of glyburide and insulin in women with gestational diabetes mellitus.N Engl J Med，2000，343（16）：1134-1138.

16. Wise J.Use of glyburide to treat gestational diabetes is linked to adverse outcomes in babies， study finds.BMJ，2015，350：h1709.

17. Metzger BE, Buchanan TA， Coustan DR， et al.Summary and recommendations of the Fifth International Workshop-Conference on Gestational Diabetes Mellitus.Diabetes Care，2007，Supple2：S251-260.

18. National Collaborating Centre for Women's and Children's Health （Great Britain），National Institute for Clinical Excellence （Great Britain）.Diabetes in pregnancy：management of diabetes and its complications from preconception to the postnatal period.London：RCOG Press， 2008.

19. 中华医学会妇产科学分会产科学组，围产医学分会妊娠合并糖尿病协作组.妊娠合并糖尿病诊治指南（2014）.糖尿病临床，2014，8（11）：489-498.

20. Hod M，Kapur A，Sacks DA.The International Federation of Gynecology and Obstetrics（FIGO）Initiative on gestational diabetes mellitus：A pragmatic guide for diagnosis，management，and care.Int J Gynaecol Obstet，2015，131 Suppl 3：S173-211.

21. Ashoush S，El-Said M，Fathi H，et al.Identification of metformin poor responders，requiring supplemental insulin，during randomization of metformin versus insulin for the control of gestational diabetes mellitus.J Obstet Gynaecol Res，2016，42（6）：640-647.

22. Corbould A，Swinton F，Radford A.Fasting blood glucose predicts response to extended-release metformin in gestational diabetes mellitus.Aust N Z J Obstet Gynaecol，2013，53（2）：125-129.

23. Spaulonci CP，Bernardes LS，Trindade TC，et al.Randomized trial of metformin vs insulin in the management of gestational diabetes.Am J Obstet Gynecol，2013，209（1）：34.e1-7.

24. Refuerzo JS.Oral hypoglycemic agents in pregnancy.Obstet Gynecol Clin North Am，2011，38（2）：227-234.

25. Eyal S，Easterling TR，Carr D，et al.Pharmacokinetics of metformin during pregnancy.Drug Metab Dispos，2010，35（5）:833-840.

26. Pridjian G，Benjamin TD.Update on gestational diabetes.Obstet Gynecol Clin North Am，2010，37（2）：255-267.

27. Sattar N，Greer IA.Pregnancy complications and maternal cardiovascular risk：

opportunities for intervention and screening? BMJ, 2002, 325 (7356): 157-160.

28. Feig DS, Zinman B, Wang X, et al.Risk of development of diabetes mellitus after diagnosis of gestational diabetes.CMAJ, 2008, 179 (3): 229-234.

29. Shyam S, Arshad F, Abdul Ghani R, et al.Low glycaemic index diets improve glucose tolerance and body weight in women with previous history of gestational diabetes: a six months randomized trial.Nutr J, 2013, 12 (1): 68.

30. Aroda VR, Christophi CA, Edelstein SL, et al.The effect of lifestyle intervention and metformin on preventing or delaying diabetes among women with and without gestational diabetes: the Diabetes Prevention Program outcomes study 10-year follow-up.J Clin Endocrinol Metab, 2015, 100 (4): 1646-1653.

31. Syngelaki A, Nicolaides KH, Balani J, et al.Metformin versus Placebo in Obese Pregnant Women without Diabetes Mellitus.N Engl J Med, 2016, 374 (5): 434-443.

32. Gilbert C, Valois M, Koren G. Pregnancy outcome after first-trimester exposure to metformin: a meta-analysis.Fertil Steril, 2006, 86 (3): 658-663.

33. Zhuo Z, Wang A, Yu H.Effect of metformin intervention during pregnancy on the gestational diabetes mellitus in women with polycystic ovary syndrome: a systematic review and meta-analysis.J Diabetes Res, 2014, 2014: 381231.

34. Glueck CJ, Goldenberg N, Wang P, et al.Metformin during pregnancy reduces insulin, insulin resistance, insulin secretion, weight, testosterone and development of gestational diabetes: prospective longitudinal assessment of women with polycystic ovary syndrome from preconception throughout pregnancy.Hum Reprod,

2004，19（3）：510-521.

35. Rowan JA， Rush EC， Obolonkin V，et al.Metformin in gestational diabetes：the offspring follow-up （MiG TOFU）：body composition at 2 years of age. Diabetes Care，2011，34（10）：2279-2284.

36. Feng Y， Yang H.Metformin-a potentially effective drug for gestational diabetes mellitus：a systematic review and meta-analysis.The Journal of Maternal-Fetal & Neonatal Medicine，2017，30（15）：1874-1881.

（冯　烨　整理）

子痫前期的异质性、分型、预测及预防

　　子痫前期是妊娠特发性综合征，发病率在 3% ～ 5%。子痫前期可能发展为子痫，出现心衰、肺水肿、胎盘早剥、弥漫性凝血功能障碍，甚至导致孕产妇死亡；对于胎儿会影响其正常生长发育，出现胎儿宫内生长受限，并增加了胎死宫内的风险。而尽管经过了大量的研究，目前治愈子痫前期唯一有效的治疗方法仍然是终止妊娠，娩出胎盘。为了控制母体疾病发展，临床医生需要选择恰当的时机终止妊娠，娩出胎儿，这就增加了各种早产儿并发症及新生儿死亡率等相关风险。所以，至今子痫前期仍是造成全球孕产妇、胎儿及新生儿死亡的主要原因之一，在中低收入国家尤其显著。2013 年 WHO 的研究显示，在来自亚洲、非洲和拉丁美洲等地区的 316 423 例孕妇中，直接导致孕妇死亡或病危的子痫前期患者为 784 例，占高危妊娠病例总数（3024 例）的 25.9%。另外，子痫前期的产妇再次妊娠发生子痫前期及远期发生高血压、缺血性心脏病、脑血管意外、静脉血栓形成等疾病的风险都明显升高，它还使未来发生肾病的风险升高 4 倍，而一旦发生子痫，几乎所有子痫的妇女都有多灶性周围血管水肿，约 1/4 还有局部脑梗死。

本篇就子痫前期的发病机制及临床特征的异质性、分型、预测及预防等方面结合国内外最新研究进展，阐述笔者的一些理解和观点。

41. 子痫前期发病机制各种假说的核心都是胎盘缺血产生并释放一些因子进入母体循环

子痫前期是多因素和多基因致病的疾病，个体间存在着明显不同的风险因素和致病因素，各种因素相互作用导致母体内皮细胞损伤，最终出现子痫前期的临床表现。在不同个体表现为不同靶器官损害，呈个体间的不平行性和不一致性。目前的研究尚无法明确地对其发病原因做出解释，但可能与遗传异质性、易感性、不同的致病原因、不同的触发机制等相关。

早在 1914 年，研究发现给豚鼠注射胎盘提取物，能使其出现惊厥和肝肾损伤等子痫前期的表现，从而提出子痫前期可能是由于胎盘缺血梗死，释放一些因子进入母体循环，引起子痫前期临床症状的假说。1940 年，有研究通过钳夹狗的腹主动脉（减少子宫胎盘血流灌注 50%）诱导妊娠期出现高血压，并且在切除妊娠子宫后症状消失，而采用同样干预方法，非孕期的狗却未出现高血压，故进一步提出子宫胎盘缺血能够诱导血压升高。因此，尽管子痫前期发病机制仍不明确，但对其各种假说的核心都是胎盘缺血产生并释放一系列因子进入母体循环，对全身多器官产生影响，最终出现子痫前期的临床表现。

42. 螺旋小动脉重塑障碍可致胎盘缺血，但它并不是子痫前期发病的特异性原因

在正常妊娠期，子宫螺旋小动脉重塑，滋养细胞侵入动脉壁，使其管径变宽，胎盘得到充分的血流灌注，供应胎儿宫内生长需要。在子痫前期，螺旋小动脉重塑障碍使子宫胎盘血流灌注减少。另外，这些螺旋动脉更易发生动脉粥样硬化，这种病变类似于动脉粥样硬化斑块，可能是受免疫、未重塑的螺旋动脉血流切应力改变等所致的包括蜕膜在内的系统性炎症反应，以及母体遗传倾向等多种因素影响所致。在孕晚期，动脉粥样硬化会进一步减少胎盘血流。但是，子宫螺旋小动脉重塑障碍既不是子痫前期发生的全部原因，也不是其特异性原因。在自然流产、胎儿生长受限、胎死宫内、胎盘早剥、早产、早产胎膜早破等情况中也发现了类似的病变。存在类似病变的个体是否存在其他潜在机制导致子痫前期的发生呢？下文将就子痫前期发病的相关假说进行介绍。

43. 内皮细胞活化 / 功能障碍是子痫前期的核心特征

内皮细胞活化和（或）功能障碍是子痫前期的核心特征，

尿蛋白即是肾小球内皮细胞损伤的表现。研究显示子痫前期产妇 E-选择素（E-selectin）和血管细胞黏附蛋白水平升高，但同样缺乏特异性。目前认为内皮细胞活化和（或）功能障碍继发于血管内炎症，但血管内炎症在一部分产妇会导致内皮细胞功能障碍，而对另一部分却没有出现这种症状的原因尚不明确，可能与炎症的程度及母体对内皮细胞损伤的易感性不同有关。

44. 氧化应激、血管内炎症及血清中的 AT1 等可能与子痫前期发病相关

氧化应激能够导致多种促炎物质、细胞因子和滋养细胞碎片释放，其与子痫前期的发病相关。活性氧（reactive oxygen species，ROS）暴露能导致蛋白质羧基化、脂质过氧化和 DNA 氧化，这些表现都已在子痫前期产妇的胎盘中得到证实。缺氧或缺血－再灌注损伤能够促进黄嘌呤脱氢酶转化为黄嘌呤氧化酶，促进尿酸和超氧化物产生。另外，子痫前期患者胎盘抗氧化机制受损，表现为超氧化物歧化酶和谷胱甘肽过氧化物酶表达较正常妊娠下降。

妊娠期母体循环粒细胞和单核细胞等炎症细胞激活，这种血管内炎症反应在子痫前期患者更为显著。子痫前期患者血清促炎细胞因子水平显著升高，体外实验发现注射 TNF、IL-6 或 IL-17 等炎症因子能诱导高血压和胎盘氧化应激等子痫前期表型。这种炎症反应可能与合体滋养细胞释放微颗粒进入母体循环，氧化应

激和内质网应激激活 NF-κB 导致促炎因子和趋化因子释放等相关。虽然血管内炎症是子痫前期的特点之一，但并不具有特异性：在早产、胎膜早破、胎儿宫内生长受限和妊娠期肾盂肾炎等患者中也观察到了血管内炎症，但这部分患者并没有发生高血压和蛋白尿。这说明血管内炎症本身并不足以导致子痫前期。

正常妊娠期，血管对血管紧张素 II 的反应性降低，而患子痫前期者对血管紧张素 II 敏感，这种差别最早可于妊娠 24 周出现，可能与遗传、免疫、环境等多种因素相关。部分子痫前期的产妇血清中能检测到 1 型血管紧张素 II 受体（type-1 angiotensin II receptor，AT1）的自身抗体，这种抗体能激活内皮细胞、血管平滑肌细胞和间质细胞的 AT1。给孕鼠注射 AT1 抗体能够使其出现高血压、蛋白尿、肾小球毛细血管内皮增生、可溶性类 fms 酪氨酸激酶 -1（soluble fms-like tyrosine kinase 1，sFlt-1）和可溶性内皮素 (soluble endoglin，sEng) 增多等子痫前期的表现。AT1 抗体的作用包括：促进 NADPH 氧化酶（一种合成 ROS 的限速酶）的合成，导致氧化应激；促进单核细胞和血管平滑肌细胞释放组织因子，以及肾小球系膜和滋养细胞释放纤溶酶原激活物抑制剂 -1，使凝血酶增多，纤维蛋白溶解受损和纤维蛋白沉积；刺激胎盘产生的 sFlt 增多，抗血管生成。

45. 部分子痫前期以血小板消耗和凝血物质激活为特征

由于血小板消耗，子痫前期可能以血小板减少为主要表现，一些患者中出现血小板减少早于血压升高。子痫前期患者血小板激活的证据有：血小板增大、寿命缩短，母体循环中血小板因子4、β-血小板球蛋白和血小板特异性蛋白水平升高，以及血栓烷 B_2 产生增加。血小板激活能够在靶器官的微循环中形成血栓。由于血管痉挛和血小板消耗是子痫前期的特征，因此有学者提出了前列环素缺陷导致的内皮-血小板异常（前列环素具有舒张血管和抑制血小板聚集的作用）。子痫前期产妇的胎盘血栓素 A2（TXA2）较前列环素水平高，TXA2 的作用是促进血管收缩和血小板聚集。一氧化氮在子痫前期的作用与前列环素类似，一氧化氮缺陷会导致血管收缩和血小板聚集。

子痫前期的另一个突出特征是可溶性凝血物质激活。子痫前期产妇凝血酶产生过多，可能处于亚临床状态，也可能导致弥漫性凝血功能障碍。凝血酶产生过多可能与内皮细胞功能障碍、血小板活化、单核细胞趋化性、淋巴细胞增殖、中性粒细胞活化或促炎细胞因子刺激产生过多等组织因子有关。凝血酶激活还能导致纤维蛋白在器官系统中的沉积，这是子痫前期病理学的主要原因之一。部分子痫前期和 HELLP 综合征的产妇表现为血栓性微血管病样障碍 [血小板减少、溶血、内皮损伤，补体激活和凝血酶和(或)纤维蛋白在脑、肾和肝的小动脉和毛细血管中的沉积]。

46. 促 / 抗血管生成因子失衡状态在子痫前期的发病中起了重要作用

多种促血管生成因子和抗血管生成因子参与胎盘的血管形成过程。促血管生成因子包括血管内皮生长因子（vascular endothelial growth factor，VEGF）、血小板生长因子（platelet growth factor，PlGF）、转化生长因子 - β（transforming growth factor-β，TGF-β）。VEGF 和 PlGF 由滋养层细胞分泌，在胎盘血管生长发育中起关键作用。TGF-β 家族，特别是 TGF-β1 和 TGF-β3 在子痫前期产妇胎盘表达升高，能够抑制滋养细胞增殖、迁移和侵入。抗血管生成因子包括 VEGF 受体（VEGFR1 和 VEGFR2）和内皮素（endoglin，Eng）。VEGFR1，也称 Flt-1，是膜结合受体；VEGFR2 也称 KDR。在循环中发现的游离 Flt-1，称 sFlt-1。Eng 是转化生长因子 β1 和 β3 的辅助受体，在血管内皮和合体滋养细胞的细胞膜上高度表达，子痫前期患者胎盘 Eng 表达升高，并且能释放到母血中。sEng 是一种能够抑制血管中 TGF-β1 信号通路的抗血管生成蛋白。子痫前期与抗 – 促血管生成因子失衡有关，但这种关系同样缺乏特异性，具有类似特征产妇一部分发展为子痫前期；而另一部分仅表现为胎儿生长受限，但却缺乏其他表现。

47. 子痫前期的二阶段模型理论

如前所述，子痫前期发病受多种因素影响，但总体来说可以分为两个阶段：第一阶段的特点是在妊娠早期（8～18周），各种因素导致子宫螺旋动脉重铸障碍，胎盘发育不完善导致母胎界面上血液供应不足，在这一阶段患者并无明显的临床症状及体征；第二阶段为妊娠中、后期，持续的血液供应不足使母胎界面处于较强的氧化应激环境中，胎盘过度产生的多种因子及细胞碎片等进入母体血液循环，造成内皮细胞损伤、多脏器功能受损，诱导母体出现高血压和蛋白尿等多种临床表现。

48. 单独症状或体格检查不应单独作为决定子痫前期患者分娩时机的指标

症状和体征能反应子痫前期的严重程度，不同指南中均把持续的视觉和神经系统症状、严重高血压等作为重度子痫前期诊断标准之一。但 Meta 分析显示，它们对于子痫前期严重性的评估价值及不良妊娠结局的预测价值十分有限。头痛、上腹部痛、视觉症状、胸痛和恶心等预测不良产妇结局的 AUC 及 95% CI 分别为（0.58，0.24～0.86）、（0.70，0.30～0.93）、（0.74，0.33～0.94）及（0.64，0.54～0.74）。平均动脉压≥140mmHg 或血压≥170/110mmHg 对于子痫、胎盘早剥、肝肾功能受损的预测价值也比较有限（AUC 0.68，95%CI：0.29～0.92）。故单独的症状或体格检查结果不应单独作为决定子痫前期患者分娩时的指标。

49. 尿蛋白是否作为重度子痫前期的诊断标准之一存在争议

尿蛋白是子痫前期全身内皮细胞损伤的表现之一。过去普遍认为尿蛋白增多是反映子痫前期严重程度的指标，并且与母儿不良妊娠结局相关。但是，在 2009 年一项纳入了 16 个研究、6479 例产妇的 Meta 分析结果显示，尿蛋白对子痫前期患者母儿并发症的预测价值较低。这项系统综述中 8 项研究为 24 小时尿蛋白定量，其他包括尿蛋白定性、尿蛋白与肌酐的比值等。该研究的局限性在于尿蛋白的结果本身对临床处理有所影响，例如，如果一个子痫前期产妇是由于出现尿蛋白大于界值（无论 2g 或 5g/24h）而终止妊娠，那么这时尿蛋白的结果就不应纳入子痫前期不良母儿结局的预测，因为它被用来干预临床处理，从而可能影响产妇并发症的发生率，导致其对产妇不良结局的预测价值下降。另外，由于较早终止妊娠使得胎儿并发症及死亡率增多，导致其对胎儿不良结局的预测价值增高，但这项研究已经开始对子痫前期的临床处理产生影响。2013 年，ACOG 认为尿蛋白与子痫前期不良妊娠结局相关性较小，所以删除了原尿蛋白 ≥ 5 g/24 h 作为重度子痫前期的诊断标准。2014 年，加拿大妇产科医师协会（SOGC）不再将尿蛋白定量作为重度子痫前期的诊断标准。2015 年，我国《妊娠期高血压疾病诊治指南》虽然仍将尿蛋白 > 2.0 g/24 h 作为重度子痫前期诊断标准之一，但也明确指出蛋白尿及其程度并不单一作为终止妊娠的指征，但却是综合性评估的重要因素之一，需注意母儿整体状况的评估，如评估母体低蛋白血症、伴发腹水和（或）胸水的严重程度及心肺功能，评估伴发存在的母体基础疾病如系统性红斑狼疮、肾脏疾病等病况与存在的肾功能受损和其他器官受累情况综合分析，以确定终止妊娠时机。

通过来自中国的多中心数据分析，笔者认为尿蛋白与子痫前期患者母儿不良结局存在相关性，它是反映疾病严重程度的指标之一，且它对病情的评估主要以 2 g/24h 为界，进一步区分 24 小时尿蛋白定量大于 2 g 或 5 g 以上对病情评估意义不大；另一方面，当 24 小时尿蛋白定量大于 2 g 时，即使尿蛋白程度进行性上升，产妇出现靶器官损害，母儿并发症的发生风险均不会进行上升，故不会因此而改变临床处理，反复监测 24 小时尿蛋白定量意义不大。虽然 ACOG 取消尿蛋白定量结果作为子痫前期严重程度的指标，但在我国是否适用尚需大样本高质量临床数据来提供更多依据，但单独尿蛋白定量水平不应单独作为子痫前期患者终止妊娠的指征。

50. 子痫前期靶器官损害还包括肝肾功能异常和血小板减少

血液学参数和生化检查对评估子痫前期患者疾病的严重程度及病情进展有一定作用。一项纳入了 13 项研究 3497 例产妇的 Meta 分析显示：肝功能对于预测产妇不良结局的 AUC 为 0.79

（95%*CI*：0.51 ～ 0.93）。需要指出的是，其中 2 个研究报道肝功能检查对预测子痫的特异性极高，为 0.97 [界值分别为谷草转氨酶（AST）/ 谷丙转氨酶（ALT）＞ 500/300U/L 和 ALT ＞ 60U/L]。血小板、血肌酐、血清白蛋白对于并发症的预测价值较低，研究显示其 AUC 均小于 0.7。血清尿酸对于不良母儿结局的预测价值较差。由于血小板计数对凝血功能异常并不敏感，是否需要输注血小板应根据血小板计数、分娩方式、是否存在活动性出血及凝血障碍共同决定。

51. 子痫前期风险预测模型能够有效评估患者发生不良产妇结局的风险

由于单独应用任何一项症状、体征或实验室检查结果对子痫前期并发症的预测价值都比较有限，所以一些研究试图通过将其整合建立多变量预测模型。2011 年，子痫前期综合风险评估（pre-eclampsia integrated estimate of risk，PIERS）工作组在《柳叶刀》杂志发表了基于 2023 例子痫前期产妇的前瞻性、多中心研究，建立了全面子痫前期综合风险评估（full PIERS）多变量模型，其预测 48 小时内子痫前期不良产妇结局（孕产妇死亡或出现一个或多个严重的中枢神经系统症状及心、肺、肝、肾或血液系统的并发症）发生的 AUC 为 0.88。Full PIERS 模型纳入因素及公式如下：

$$\text{logit (pi)} = 2.68 + (-5.41 \times 10^{-2}; \text{ gestational age at eligibility})$$

$$+ 1.23 \text{ (chest pain or dyspnoea)} + (-2.71 \times 10^{-2}; \text{ creatinine})$$

$$+ (2.07 \times 10^{-1}; \text{ platelets}) + (4.00 \times 10^{-5}; \text{ platelets}^2)$$

$$+ (1.01 \times 10^{-2}; \text{ aspartate trans aminase}) + (-3.05 \times 10^{-6}; \text{ AST}^2)$$

$$+ (2.50 \times 10^{-4}; \text{ creatinine} \times \text{platelet})$$

$$+ (-6.99 \times 10^{-5}; \text{ platelet} \times \text{aspartate transaminase})$$

$$+ (-2.56 \times 10^{-3}; \text{ platelet} \times \text{SpO}_2)$$

由于低收入地区医疗资源有限，同一工作组 2014 年在中低收入国家进行了另一项前瞻性多中心研究、建立了 MiniPIERS 多因素预测模型，并发表在《PLOS Medicine》杂志。该模型对预测 48 小时内子痫前期不良产妇结局发生的 AUC 为 0.768。MiniPIERS 模型纳入因素及公式如下：

logit（logarithm of the odds）（pi）

$$= -5.77 + [-2.98 \times 10^{-1} \times \text{indicator for multiparity}]$$

$$+ [(-1.07) \times \text{log gestational age at admission}]$$

$$+ [1.34 \times \text{log systolic blood pressure}]$$

$$+ [(-2.18 \times 10^{-1}) \text{ indicator for 2 + dipstick proteinuria}]$$

$$+ [(4.24 \times 10^{-1}) \times \text{indicator for 3 + dipstick proteinuria}]$$

$$+ [(5.12 \times 10^{-1}) \times \text{indicator for 4 + dipstick proteinuria}]$$

$$+ [1.18 \times \text{indicator for occurrence of vaginal bleeding with abdominal pain}]$$

$$+ [(4.22 \times 10^{-1}) \times \text{indicator for headache or visual changes}]$$

$$+ [8.47 \times 10^{-1} \times \text{indicator for chest pain or dyspnoea}].$$

52. 早发型和晚发型被普遍接受为子痫前期的亚型

常用的子痫前期的分型包括：早发型和晚发型、复发型与非复发型、轻度和重度、不同高危因素的子痫前期。临床上，常把子痫前期按照轻度和重度，伴有胎儿宫内生长受限（FGR）和不伴 FGR 进行分类。另外，由于子痫前期在不同产妇中表现为不同的靶器官损坏，可以按照主要受累的器官（肝、肾、心血管、神经系统或胎盘）进行分类。

早发型和晚发型子痫前期具有不同的特征，目前被普遍接受为子痫前期的亚型。二者通常以妊娠 34 周为界，虽然某些指南中提到"< 34 孕周发病"，但已有学者认为应以分娩时间为界而不是发病时间，在临床研究中将早发子痫前期限定为因病情而不得不在 34 周前终止妊娠，而不是简单的 34 孕周前发病，因为前者更加客观，后者可能受到主观偏倚，特别是诊断前是否能够收集到足够的临床资料的影响。也有研究将妊娠早发型与晚发型的界限定义为妊娠 32 周或妊娠 36 周。早发型子痫前期发生胎儿生长受限、围产儿死亡、产妇死亡、复发的风险均显著高于晚发型，而初产率较低。另外，产妇远期发生代谢综合征、心血管病变、肾病及子代心血管病变的风险其早发型也高于晚发型。早发型子痫前期的产妇发生心血管疾病的风险是正常人群的 8 ～ 10 倍，而晚发型子痫前期是正常人群的 2 倍。

53. 以母体或胎盘因素为主的子痫前期分型

子痫前期的异质性不仅表现在其临床特征，还表现在其对于母儿的远期影响。无论是否发生子痫前期，胎盘异常着床都与 FGR 密切相关，但是其与不伴 FGR 的子痫前期的关系却不明确。约有 70% 的子痫前期不伴 FGR，这意味着异常的胎盘形成可能与大部分的子痫前期关系并不密切，故一些学者建议将子痫前期分为胎盘型和母体型。母体型子痫前期是由于妊娠期母体炎症、免疫等一系列反应放大产生的，胎盘功能往往是正常的。这类子痫前期常发生在产妇存在系统性炎症状态时，包括慢性高血压、2 型糖尿病、肥胖、代谢综合征等，且在妊娠后半期，妊娠期的生理性系统性炎症和原本存在的血管炎症过度加重，从而产生子痫前期的临床特征。这种条件下发生的子痫前期与异常胎盘着床或血流灌注（如 FGR 或合体滋养细胞应激的标志物）无关。

笔者认为，这种将胎盘和母体因素二分类的方法有其逻辑性，但是过于简单和绝对。首先，原本存在的系统性炎症的影响不仅限于妊娠晚期。例如，全身炎症反应（例如肥胖）或胰岛素抵抗（例如孕前 2 型糖尿病）可能影响子宫胎盘螺旋小动脉重塑和胎盘形成，导致混合型子痫前期。再如，全身炎症反应表现在蜕膜组织受孕和随后的胎盘形成过程中，引起局部炎症因子产生增多，这可能抑制滋养细胞侵入从而对胎盘形成产生有害影响。所以，更合理的说法是以母体或胎盘因素为主的子痫前期。尽管早发型子痫前期被认为主要是由于胎盘因素造成，但是其远期发生代谢综合征、心血管病变的风险高于晚发型，因此，早发型子痫前期应该是母体和胎盘因素共同作用的结果。晚发型子痫前期受胎盘因素影响较小，但仍然有证据支持其存在胎盘病理及异常螺旋小动脉重塑，因此，晚发型子痫前期也可能是混合型母体－胎盘共同作用的结果，只不过胎盘的影响仅占较小的一部分。

54. 血清学指标可能对子痫前期的分型提供帮助

将子痫前期按相关的病理、生理学生物指标进行分类是近年来提出的一种新的分类方法，也就是说选择早于临床症状出现的生物学指标，从发病机制角度对疾病进行分型（因为一旦疾病出现临床表现，多器官受累的生化结果将会掩盖因果通路）。由于并不是所有子痫前期的病例都有相同的早期指标，因此可能需要从炎症、抗血管生成、氧化应激等不同方面来进行亚型分析。为了在子痫前期的预测和预防中有所进展，也需要识别亚型。也有观点认为只有在抗血管生成因子过度产生或促血管生成因子缺乏的情况下出现的子痫前期才是真正的子痫前期，在没有这些指标变化时诊断的子痫前期其实是误诊，其论据是新发的高血压、蛋白尿或其他靶器官损害在抗／促血管生成因子紊乱时更常见，而且这些血管因子异常在早发型子痫前期中更为常见。笔者认为这种分型存在单一性，子痫前期所致的产妇死亡多数是晚发型，而这类患者出现血管因子异常的可能性却小于早发型。子痫前期作为一种综合征，可以说是多种异质性疾病发展过程的终端表现形式，一组或一群疾病的共同表型对子痫前期的进一步的理解及分型有赖于更多临床数据和生物学样本的收集。

55. 临床工作中主要通过病史等临床资料来区分子痫前期的高危人群

子痫前期的高度危险因素包括子痫前期或妊娠期高血压史、慢性肾病、慢性高血压、1 型或 2 型糖尿病和自身免疫性疾病（包括系统性红斑狼疮或抗磷脂综合征）；中度危险因素包括初次妊娠、年龄 ≥ 40 岁、妊娠间隔 > 10 年、体重指数 ≥ 35kg/m^2、多囊卵巢综合征、子痫前期家族史和多胎妊娠。此外，捐赠肾脏的女性发生子痫前期的风险是未捐赠肾脏者的 2 倍。但在临床实践中，这些因素仅能够预测约 30% 的子痫前期。子痫前期的其他预测因素还包括：妊娠 15 周平均动脉压、产妇出生体重、冠心病或子痫前期家族史、妊娠期阴道出血 5 天以上。而与同一性伴侣单次流产史、两次妊娠间隔至少 12 个月、富含水果的饮食结构能够降低子痫前期的风险。

以下分享美国预防服务工作组（US preventive services task force，USPSTF）对子痫前期的危险因素的分级系统（表 8）。

表8 子痫前期的临床风险评估

风险分级	危险因素
高	子痫前期病史、多胎妊娠、慢性高血压、1型或2型糖尿病、肾病、自身免疫疾病（系统性红斑狼疮、抗磷脂抗体综合征等）
中	初产、肥胖（BMI > 30kg/m²）、子痫前期家族史（母亲或姐妹）、社会流行病学因素（非裔美国人、低社会经济状态）、年龄 ≥ 35岁、个人史（低出生体重或小于胎龄儿，既往不良妊娠结局，妊娠间隔大于10年）
低	既往足月妊娠史（无合并症）

56. 血清学指标对子痫前期有不同程度的预测价值

随着基因组学、蛋白质组学和代谢组学等方法广泛地用于子痫前期病因学研究，与肾功能障碍、内皮功能障碍、代谢状态、氧化应激、胎盘产生的因子、溶血、炎症等多种血清/血浆因子已能够进行检测，且可研究其对子痫前期的预测和诊断的价值。

（1）HbF 和 A1M

血红蛋白是一种高活性分子，它能够破坏和扰乱细胞膜，结合并灭活一氧化氮（NO）使血管收缩。其代谢物血红素和铁通过直接氧化和（或）产生活性氧物质（ROS）破坏脂质、蛋白质和 DNA。血红素是促炎因子，能够激活中性粒细胞。研究显示游离的细胞外胎儿血红蛋白与子痫前期相关，子痫前期患者胎盘中 HbF mRNA 及蛋白的含量较对照组均显著升高。而血浆和组织蛋白中的 A1M 能够结合并降解血红素、清除自由基，并保护细胞和组织免受细胞外 Hb、血红素和 ROS 的影响，从而拮抗

HbF 的功能。研究显示，血清 / 血浆中 HbF 及 A1M 的浓度可联合用于子痫前期的预测。在 96 例患者（其中 60 例发展为 PE）的队列中，在妊娠 10 ~ 16 周，HbF 和 A1M 的血清浓度在发生 PE 的女性中增加，ROC 曲线的 AUC 为 0.89，假阳性率为 5% 时，预测率为 69%，最佳预测率为 90% 时，假阳性率为 23%。

（2）PAPP-A

PAPP-A 是由胎盘合成的糖蛋白，在妊娠期 PAPP-A 在母血中的含量逐渐升高。妊娠 11 ~ 13 周 PAPP-A 结合 HCG 和胎盘颈项透明层厚度共同用来进行唐氏早筛已被广泛用于临床。对于染色体正常的胎儿，孕早期 PAPP-A 水平下降与 PE、FGR、早产等风险升高相关，其单独预测子痫前期的价值较低，不同研究预测率在 10% ~ 50%。结合多普勒超声能够提高 PAPP-A 的预测价值，预测率在 70% 左右，假阳性率仅 5%。对于足月妊娠，血浆 PAPP-A 水平在子痫前期者升高，但是对于疾病的严重程度没有预测价值。

（3）PP13

PP13 是胎盘滋养细胞分娩的蛋白，属于半乳糖凝集素蛋白家族，功能尚不明确，可能与正常胎盘形成有关并在一些免疫细胞中诱导细胞凋亡。妊娠期，PP13 随着孕周缓慢上升。孕早期 PP13 低水平对于子痫前期的发生有预测价值。不同研究报道，妊娠 11^{+0} ~ 13^{+6} 周假阳性率分别是 5% 和 10% 时，PP13 单独预测子痫前期的预测率分别是 37.5% 和 69%。

Romer 等对 PP13 联合超声多普勒搏动指数对 300 例的队列进行了子痫前期的筛查（50 例发展为子痫前期），在假阳性率为 20%时，对所有类型的子痫前期检出率为 36%，对于早发型子痫前期为 100%（$n = 6$），对于早产的子痫前期（37 周前分娩者）为 85%（$n = 44$），对于重度子痫前期其预测率为 24%（$n = 21$）。基于这些发现，PP13 被认为是早发型子痫前期的生化标记。Nicolaides 等关于 PP13 对于早发型子痫前期的预测价值的研究显示，在假阳性率为 10%时，PP13 作为单一生化标志物的预测率为 80%，当结合多普勒超声搏动指数（pulsatility index，PI）后，预测率提高到 90%。而 Stamatopoulou 等在 499 例患者（47 例发生子痫前期）的队列中发现，妊娠 $11 \sim 13^{+6}$ 周产妇 PAPP-A 水平在 SGA 和妊娠期高血压疾病的患者中显著降低，但 PP13 的水平在病例组和对照组之间没有差异。

（4）代谢组学（metabolomics）

代谢谱对于揭示疾病的机制具有重要作用。病例对照研究（病例组和对照组各 60 例）显示，发生子痫前期的产妇中，45 种代谢物在孕早期就出现了显著变化。根据 14 种代谢产物绘制的预测模型 ROC 曲线的 AUC 为 0.94。对于早发型和晚发型子痫前期，在假阴性率为 10%时，其预测率分别为 73% 和 77%。值得注意的是，在 40 种上调的代谢物中，有 3 种为血红蛋白的代谢产物。

（5）瘦素和脂联素

脂肪因子包括瘦素和脂联素，是脂肪细胞产生和分泌的多种生物活性肽，它们具有影响包括止血、脂质代谢、动脉粥样硬化、血压调节、胰岛素敏感性和血管功能在内的多种生理过程的作用，并可能参与免疫与炎症。

瘦素在调节能量摄入和消耗中起关键作用。瘦素参与调节内分泌功能、炎症、免疫应答、生殖和血管生成等多种生理过程。在正常妊娠期，瘦素较非孕期升高 2 ～ 3 倍并在妊娠 28 周达高峰。子痫前期产妇的胎盘瘦素蛋白和 mRNA 的含量高于对照组。子痫前期患者循环瘦素水平升高，且早于其临床表现的出现，瘦素对于子痫前期的发病可能有预测价值。瘦素能减少子痫前期患者滋养层细胞的凋亡。作为一种血管生成因子，胎盘瘦素增多可能与 VEGF 共同促进新血管形成，增加胎盘血液供应。体外研究表明，瘦素在人类合体滋养层细胞能通过增加氨基酸转运蛋白系统 A 介导的氨基酸吸收而参与胎盘营养转运蛋白的调节。故子痫前期患者高瘦素水平可能是对低灌注胎盘的代偿性应答。也有一些研究显示，子痫前期患者循环中瘦素水平是降低的或持平的，这可能与不同的 PE 诊断标准、影响能量平衡的药物、吸烟、孕周和种族相关。

脂联素是由脂肪细胞合成的，具有胰岛素敏感、抗炎和抗动脉粥样硬化功能的脂肪因子。血浆脂联素水平受性别、年龄和生活方式等多种因素影响。血清低脂联素水平与 2 型糖尿病、胰岛素抵抗、肥胖、高血压和左心室肥大显著相关。妊娠期，脂联素水平逐渐下降，而对子痫前期的产妇，多数研究显示其循环脂联素水平上升，但也有一些研究显示其水平下降或无显著差异。Haugen 等发现子痫前期产妇胎盘中脂联素 mRNA 水平与对照组无差异。以脂联素作为子痫前期孕早期的预测因子的研究结果各不相同。Nanda 等的研究显示，发生子痫前期的患者 11 ～ 13 周循环脂联素水平较对照组显著升高，但 D'Anna 等的研究显示子痫前期及妊娠期高血压患者 9 ～ 13 周循环脂联素水平较对照组显著下降。另有研究显示，脂联素在早孕期及中孕期水平对子痫前期没有预测价值。产生这些相互矛盾的结果的原因目前还不清楚，可能与子痫前期的定义、患者的种族、BMI、肾功能和吸烟等情况相关。脂联素可能是通过抑制 NF-κB 信号传导，降低血清 C- 反应蛋白（C-reative protein，CRP）及增加 NO 产生来减弱子痫前期血管的过度炎症反应，并维持血压正常和胰岛素敏感。另外，在动物模型中发现了脂联素抵抗，这可能与一些子痫前期患者脂联素水平升高有关。

57. 循环中血管因子水平对子痫前期具有预测价值

（1）可溶性 endoglin（sEng）

endoglin 是转化生长因子 β1 和 β3 的辅助受体，在血管内皮和合体滋养细胞的细胞膜上高度表达，子痫前期患者胎盘 endoglin 水平升高，并且能释放到母血中。可溶性 endoglin 是一种能够抑制血管中 TGF-β1 信号通路的抗血管生成蛋白。研究显示，假阳性率为 5% 时，孕早期 sEng 单独和结合超声多普勒 PI

对子痫前期的预测率分别为 30% 和 66.7%。也有研究显示，循环 sEng 水平在子痫前期症状出现前 2 ～ 3 个月即显著升高，妊娠 17 周至 20 周，早产子痫前期的产妇 sEng 比对照组显著升高（10.2ng/ml *vs.* 5.8ng/ml，$P < 0.001$）；妊娠 25 周至 28 周，足月子痫前期的产妇 sEng 显著高于对照组。

（2）可溶性类 fms 酪氨酸激酶 -1（sFlt-1）

sFlt-1，也称为可溶性血管内皮生长因子受体 1（sVEGFR1），是一种循环中的抗血管生成蛋白，能够螯合促血管生成蛋白胎盘生长因子和 VEGF。在子痫前期中，血浆浓度显著上升，升高早于临床症状 5 周左右，升高的水平与子痫前期临床症状出现的时间相关。

（3）胎盘生长因子（PlGF）

胎盘生长因子是由胎盘合体滋养细胞产生的具有促血管生成作用的蛋白，属于血管内皮生长因子家族。子痫前期产妇血清 PlGF 水平显著低于对照组，这种变化早在妊娠 13 ～ 16 周出现，并且与 sFlt-1 的升高同步。

（4）血管因子的联合应用

应用 sFlt-1/PlGF 比值升高来预测子痫前期的价值高于两者之一单独预测价值。2016 年发表在《新英格兰医学杂志》的病例对照研究结果认为，以 38 作为 sFlt-1/PlGF 比值的界值对于子痫前期有较高的预测价值：sFlt-1/PlGF ≤ 38 的阴性预测值是 99.3%，敏感度为 80.0%，特异度为 78.3%。sFlt-1/PlGF > 8

对于 4 周内发生子痫前期的阳性预测值是 36.7%，敏感度为 66.2%，特异度为 83.1%。

58. 理想的血清学预测因子应兼具敏感性和特异性，同时能够揭示疾病的发病机制

理想的子痫前期生物标志物应该具有以下特点：①在子痫前期的发病机制中起决定性作用并且具有特异性。②其变化早于子痫前期临床症状。③在母血或尿液中检测且价格经济。④有较高的敏感性和特异性。⑤早期出现并与疾病的严重程度相关。⑥在正常妊娠中检测不到或水平很低。尽管已有大量的研究从子痫前期可能的发病机制中寻找相关因子进行血清学检测，但目前尚无一个 / 类生物标记物能够理想预测所有类型的子痫前期。子痫前期在病因和临床表现等方面存在较强异质性，评估不同指标对子痫前期的预测价值时还需要考虑并分析这些异质性的影响，针对一类人群或一类子痫前期，以提高其特异性和预测价值。

对子痫前期有预测价值的指标还包括与胎盘内分泌功能障碍相关的如人绒毛膜促性腺激素、甲胎蛋白、抑制素、激活素 A 等；与母体肾功能相关的血清尿酸、微量白蛋白尿、尿钙排泄或激肽释放酶等；与内皮功能障碍和氧化应激相关的血小板计数和活化、纤维连结蛋白、内皮黏附分子、前列腺素、血栓素和 C 反应蛋白等；细胞因子类涉及白介素类和肿瘤坏死因子，还有内皮缩血管肽、神经激肽 B 和高半胱氨酸；血脂类包括甘油三酯、

脂蛋白（ApoE/ApoA）及游离脂肪酸；与氧化应激相关的还涉及多种促氧化剂和促氧化剂强化因子，包括铁 / 转铁蛋白 / 铁蛋白和抗氧化剂维生素 C/ 维生素 E；其他还有抗凝血酶Ⅲ、心房钠尿肽、β2- 微球蛋白、遗传标记和胎儿游离 DNA、mRNA 及 miRNAs 等。随着基因组学，蛋白质组学和代谢组学的发展，能够检测的生化指标越来越多。理想的血清学预测因子应同时具有较高的敏感性和特异性，同时能够揭示子痫前期的发病机制。

59. 通过超声检测 UAPI 可以预测子痫前期的风险，而通过联合筛查能够提高子痫前期的预测效能

子痫前期的发病机制与胎盘形成异常及缺血有关，可以通过超声多普勒检测子宫动脉搏动指数（uterine artery doppler pulsatility index，UAPI）来评估子痫前期的风险。单独通过孕早期（11 ～ 13 周）或中孕期（20 ～ 24 周）UAPI 来筛查子痫前期假阳性率高，所以多数研究通过 UAPI 和血清学指标进行联合筛查。在正常妊娠中，UAPI 随孕周增加而明显下降，但发展为子痫前期者其 UAPI 下降不明显，故也有一些研究通过联合检测早、中孕期 UAPI 来提高筛查的效果。

一些研究显示，将孕早期 UAPI 及母血 PlGF、PAPP-A 联合应用预测早发型子痫前期敏感度为 93%（95%*CI*：76% ～ 98%），特异度为 95%（95%*CI*：94% ～ 96%）。来自英国的大型多中心研究将临床危险因素与早、中孕期血管因子浓度

变化结合预测早发型子痫前期（敏感度 88%，特异度 80%）。另一项结合了 11 个血清指标、临床危险因素和 20 周 UAPI 的模型显示了极高的预测价值（AUC 0.90，95%*CI*：0.79 ～ 1.0）。表 9 对一些联合筛查模型效能进行了小结，但这些模型尚需进一步验证才能用于临床实践。

表 9　子痫前期的联合预测模型

联合指标	孕周	预测率 / 假阴性率
UAPI，平均动脉压，PAPP-A，PlGF，PP13，inhibin-A，activin-A，sEng，pentraxin-3，p-Selectin	11^{+0} ～ 13^{+6}	早发型 PE 91%，晚发型 PE 61% / 5%
PAPP-A，Beta-HCG，PlGF，Desintegrin，ADAM12	孕早期	44% / 5%
UAPI，PAPP-A，inhibin-A，PlGF	11^{+0} ～ 13^{+6}	40% / 10% 早发型 PE100% / 10%
UAPI，PP13，PAPP-A	11^{+0} ～ 14^{+0}	68% / 5%

注：pentraxin-3：五聚蛋白 -3；inhibin-A：抑制素 -A；activin-A：激活素 A；Desintegrin：解整合素；ADAM12：解整合素金属蛋白酶 12。

60. 小剂量阿司匹林是预防高危孕妇子痫前期的一级预防措施

子痫前期的预防一直是全球妇产科学界的一个热点话题。有学者围绕子痫前期发病机制的不同角度，如抗血小板聚集剂、抗凝药、抗氧化剂、营养、饮食、运动等多方面进行了许多干预性研究，为子痫前期的预防提供了一定循证医学证据。但令人遗憾的是，迄今为止尚没有一项干预方式被证明是明确有效并可以预防各种类型的子痫前期。

一方面，前列环素 – 血栓烷系统失衡可能导致子痫前期；另一方面，子痫前期炎症反应增加。阿司匹林作为一种抗炎因子能够阻断血栓素的生成，因此许多研究在正常孕妇及子痫前期高危孕妇等不同人群中，探索了小剂量阿司匹林（≤ 81 mg/d）对子痫前期的预防作用。早期几个小的研究均显示每日给予阿司匹林对子痫前期的高危人群具有重要的保护作用。然而，这些发现并没有被随后三项大型随机对照试验 [意大利妊娠期阿司匹林应用研究组（1993）、小剂量阿司匹林联合研究妊娠协作组（1994）、美国国立儿童健康与人类发育研究所（1998）] 所证实。这三项大型 RCT 研究均显示与对照组相比，阿司匹林治疗组的子痫前期发生率并没有显著降低，同时也没有重大不良影响。2007 年，Duley L 等发表在 Cochrane 数据库的系统综述纳入了 59 项研究、超过 37 000 名不同子痫前期风险状态的孕妇，其结果发现使用抗血小板药物组能够使子痫前期的风险降低 17%，其中子痫前期高危孕妇发病的绝对风险显著降低。故其结果认为抗血小板药物具有适度的益处，阿司匹林组发生子痫前期的相对危险度为 0.90（95% *CI*：0.84 ~ 0.97）。考虑到该 Meta 分析中纳入的大型研究并未显示出阿司匹林显著的保护效果，故该发现可能受出版物偏倚（即一个小的、早期的、积极的试验更可能被发表）的影响。

但尽管如此，妊娠期应用小剂量阿司匹林的安全性已被证实，其应用并不会产生严重的不良影响，也不会增加出血或胎盘早剥的风险。需要应用的产妇数量由疾病患病率和治疗效果决定。对患病率为 2% 的低危妇女，对每 500 名妇女进行预防可以减少 1 例子痫前期的发生；对患病率为 6% 的孕妇，对每 160 名妇女进行预防可以减少 1 例子痫前期的发生；而在患病率为 20% 以上的高风险人群中，对每 50 名妇女进行预防就可以减少 1 例子痫前期的发生。也就是说，应用人群中子痫前期发病率越高，预防效果越显著。

基于阿司匹林预防子痫前期适度但显著的保护效果，在高危人群自孕早期晚期开始应用小剂量阿司匹林是子痫前期的一级预防措施，但不同指南推荐人群及应用计量略有不同。2013 年美国妇产科医师协会建议对既往子痫前期史的产妇在孕早期晚期开始应用小剂量阿司匹林（60 ～ 80 mg/d）。2014 年，美国预防服务工作组推荐对子痫前期高风险妇女自妊娠 12 周起服用阿司匹林 (81 mg/d) 来预防子痫前期。该工作组还提出了子痫前期危险因素分级系统（表 8），推荐对有一项高度危险因素者建议应用小剂量阿司匹林，而对同时存在几项子痫前期中度危险因素的孕妇也可考虑应用。2015 年我国妇产科学会妊娠期高血压疾病指南推荐，对存在子痫前期复发风险如存在子痫前期史（尤其是较早发生子痫前期史或重度子痫前期史），有胎盘疾病史如胎儿生长受限、胎盘早剥病史，存在肾脏疾病及高凝状态等子痫前期高危因素者，可以在妊娠早、中期（妊娠 12 ～ 16 周）开始服用小剂量阿司匹林（50 ～ 100mg），可维持到孕 28 周。

需要应用阿司匹林的产妇数量由子痫前期的患病率决定，应用人群中子痫前期发病率越高，预防效果越显著，也就是说，应用人群子痫前期的发生在总体人群子痫前期的发生中所占的比例越大才能预防更多的子痫前期。单独通过病史只能筛选出一部分高危人群，而通过联合超声和血清学筛查能够提高预测效能。一些研究试图应用子痫前期的预测模型进行高危人群的筛选，对这部分人群应用小剂量阿司匹林探索其预防效果。2017 年《新英格兰杂志》上发表了一项阿司匹林预防早产型子痫前期（37 周前分娩）的前瞻性多中心随机对照双盲的研究，该研究对 13 个中心 26 941 例孕妇通过 Akolekar R 等早期筛查子痫前期的模型（包括产妇因素、平均动脉压、UAPI、PAPP-A 和 PlGF）进行了高危人群的筛选，2971 例产妇 (11.0%) 被筛选为早产型子痫前期的高危人群，在经过纳入和排除标准后，将 1776 例产妇随机分为应用阿司匹林组（150mg/d）和安慰剂对照组，其结果显示阿司匹林组中 1.6% 发生早产型子痫前期，而安慰剂对照组 4.3% 发生早产型子痫前期（$OR=0.38$，$95\%CI$：$0.20 \sim 0.74$，$P=0.004$）。

综上所述，阿司匹林作为一种廉价、应用安全的口服药物能够一定程度预防子痫前期的发生，多项研究围绕其应用人群、社会经济学效益、应用计量等方面展开，并已逐步用于临床实践。

61. 低分子肝素在子痫前期预防中的循证医学证据

阿司匹林虽然能够降低高危人群发生子痫前期的风险，但其预防效能有限。近年的研究显示低分子肝素可能是预防胎盘源性妊娠并发症（子痫前期、胎盘早剥、胎儿宫内生长受限）的潜在药物。目前已有一些随机对照研究在不同的高危人群中展开，评估低分子肝素在预防子痫前期及其他胎盘障碍方面的有效性。

Rey E 等的研究显示，在重度子痫前期史的妇女中，应用达肝素钠与未应用者相比，其主要结局（新生儿体重＜第 5 百分位数、不明原因胎死宫内、胎盘早剥）的发生率较低（5.5% vs. 23.6%；校正后 OR =0.15，95% CI：0.03 ～ 0.70），但次要结局（轻度子痫前期、新生儿体重在第 6 ～ 10 百分位数、分娩孕周）发生情况没有差异。与之类似，Gris JC 等对前次胎盘早剥史的产妇自妊娠早期开始应用依诺肝素，其结果显示与对照组相比，应用依诺肝素能够显著降低产妇发生不良结局（子痫前期、胎盘早剥、新生儿体重＜第 5 百分位数、妊娠 20 周后的胎儿丢失）的风险（12.5% vs. 31.3%，P=0.004，校正危险比为 0.37，95% CI：0.18 ～ 0.77，P=0.011）。同一团队还对前次重度子痫前期史的产妇进行了类似的研究，结果显示与未应用组相比，应用依诺肝素能够显著降低主要不良结局（子痫前期、胎盘早剥、新生儿体重＜第 5 百分位数、妊娠 20 周后的胎儿丢失）的发生（8.9% vs. 25%，P=0.004，危险比为 0.32，95% CI：0.16 ～ 0.66，P=0.002）。

但 Martinelli I 等应用那屈肝素进行了类似的随机对照研究，结果显示那屈肝素对预防晚孕期并发症（包括子痫前期、子痫、HELLP 综合征、胎死宫内、胎儿生长受限、胎盘早剥）并无效果（21% *vs.* 18%），绝对风险差异为 2.2（95%*CI*：-11.6 ～ 16.0，*P*=0.76）。2014 年发表在《Lancet》杂志的妊娠血栓形成预防研究（thrombophilia in pregnancy prophylaxis study，TIPPS）纳入了 5 个国家 36 个中心前次胎盘源性妊娠并发症史（15% 有子痫前期病史）或具有血栓倾向的产妇 289 例。其结果显示应用低分子肝素并不能降低这些产妇发生静脉血栓、流产、重度 / 早发型子痫前期或胎儿生长受限等主要不良结局的风险 [达肝素钠组 25/146（17.1%，95%*CI*：11.4% ～ 24.2%）*vs.* 对照组 27/143（18.9%，95%*CI*：12.8% ～ 26.3%），风险差异为 -1.8%（95%*CI*：-10.6% ～ 7.1%）]。在安全性分析中，两组主要出血发生率无差异（根据国际血栓与止血学会对非手术患者主要出血的定义）。但是达肝素组轻微出血发生情况高于对照组（19.6% *vs.* 9.2%），风险差异为 10.4%（95% *CI*：2.3 ～ 18.4，*P*=0.01）。TIPPS 研究否定了应用低分子肝素预防高危人群早发型子痫前期的假说，但该研究缺陷在于样本量较小，且纳入人群异质性较大。正如阿司匹林在不同研究中对子痫前期预防效果不一，不同研究对高危人群的不同设定可能对低分子肝素的预防效果的评估也会产生影响。

Dodd JM 等和 Roger MA 等分别发表的两项基于研究水平的系统综述均认为对胎盘源性疾病高危人群应用低分子肝素能够显著

降低子痫前期的复发风险，并能够降低围产期死亡率、妊娠 34 周和 37 周前早产及出生体重＜第 10 百分位数的风险。但这两项系统综述纳入的各项研究在研究设计、样本量、纳入和排除标准、结局等方面存在较大的异质性，但这为未来进一步进行前瞻性多中心的随机对照研究设计提供了方向及药物安全性证据。低分子肝素能否有效预防高危人群子痫前期的发生有待大样本设计进一步证实。但目前已有足够证据支持低分子肝素的预防剂量在妊娠期用药的安全性，并不会增加出血或其他不良反应的风险。

2016 年，Roger MA 等对低分子肝素预防胎盘源性妊娠并发症（子痫前期、晚期流产、胎盘早剥、SGA）进行了基于个体数据的 Meta 分析，该研究纳入了 2000—2013 年 8 项随机对照研究，共 963 例产妇的数据，其中低分子肝素组 480 例，未应用低分子肝素组 483 例，主要结局包括早发（＜ 34 周）或重度子痫前期、SGA、晚期妊娠流失（≥ 20 周妊娠）、胎盘早剥。结果显示低分子量肝素并没有显著降低胎盘源性妊娠并发症复发的风险 [低分子量肝素组 62/444（14%），未应用低分子量肝素组 95/443（22%），绝对差异为 0.64（95% CI：0.36 ～ 1.11，$P = 0.11$）]。且这一结论在子痫前期史、重度子痫前期史、早发型子痫前期史、晚期妊娠丢失史、SGA 史等亚组中同样适用；仅在胎盘早剥史产妇中发现低分子量肝素能够显著降低主要结局发生的风险（$P = 0.006$）。另外，该研究还显示单中心和多中心亚组分析间存在较大异质性，表现为单中心数据更容易出现阳性结局，例如在单中心亚组中，主要结局发生风险存在显著差异 [低分子量肝素组 15/181（8%）*vs.* 未应用低分子量肝素组48/178（27%），绝对差异为 –18.7%（95%*CI*：–21.6 ~ –15.7），*P* < 0.0001]，而在多中心亚组中，两组发生风险相当 [低分子量肝素组 47/263（18%）*vs.* 未应用低分子量肝素组 47/255（18%），绝对差异为 –0.6%（95% *CI*：–10.4 ~ 9.2），*P*=0.91]。

其他有关低分子肝素在妊娠期的应用主要集中在预防复发性流产，也就是应用低分子肝素来预防妊娠早期并发症。来自苏格兰多中心随机对照的研究（Scottish pregnancy intervention，SPIN）结果显示，对反复流产女性应用抗凝药（依诺肝素 40mg和阿司匹林 75mg）并不能改善其妊娠结局。多项类似设计的随机对照研究 [Laskin CA 等（2009），Pasquier E 等（2015），Kaandorp SP 等（2010）] 结果均与之一致，目前尚没有大样本高质量研究支持应用低分子肝素能够预防妊娠早期流产。

62. 肝素可能通过抗凝、改善血管内皮功能等机制预防子痫前期

应用低分子肝素预防重度子痫前期的机制尚不清楚。多数临床研究并没有将高危人群应用低分子肝素组与未应用组产后胎盘进行比较，且在没有血栓形成倾向的子痫前期高危人群中观察到其预防效果，但目前低分子肝素在胎盘内的抗凝作用仍是其预防子痫前期的主流观点。然而，据笔者了解，仅有一项研究对无血

栓形成风险产妇应用普通肝素的胎盘病理进行了全面的评估，该研究显示应用肝素治疗并不能减少胎盘超声及产后胎盘病理所发现的病灶，故认为没有足够证据支持普通肝素在胎盘内的抗凝作用。

另一个假说是低分子肝素可能通过对母体血管的直接作用，逆转胎盘介导的子痫前期的全身血管功能障碍。此外，高血压等心血管疾病的家族史会显著增加产妇发生子痫前期的风险，提示其血管功能障碍的易感性。发展为子痫前期的产妇在妊娠早期即存在内皮依赖性血管舒张功能受损。子痫前期患者的血管功能异常可持续至产后，这可以解释子痫前期患者远期心血管疾病风险升高的现象，但血管内皮功能异常是子痫前期的原因还是结果有待探讨。识别母体血管功能障碍的起源是了解子痫前期发病机制的核心。子痫前期患者不仅胎盘绒毛结构异常，易于梗死，而且释放大量的抗血管生成蛋白 sFlt-1。动物实验已证明子痫前期胎盘生产和释放 sFlt-1 的增加在子痫前期发病中的病理生理作用。sFlt-1 在孕鼠中的高表达能够诱导高血压、蛋白尿和肾小球内皮细胞增生症等子痫前期的典型症状，而 VEGF 的高表达能够使循环 sFlt-1 降低 70%，从而维持血压正常并减少肾脏损伤。人体血清学研究已经证明，sFlt-1 水平升高早于子痫前期临床症状出现前 4 ～ 6 周，并与疾病严重程度呈正相关。故虽然血管功能障碍可能存在于孕前，但胎盘产生释放的促 / 抗血管生成因子失衡对子痫前期血管功能障碍发挥了重要作用，改善高危女性的内皮功能可能是预防子痫前期的方法。

　　低分子肝素能够显著降低收缩压和舒张压及子宫动脉阻力指数，这说明低分子肝素可能具有使母体血压和子宫胎盘血流"正常化"的作用。在冠心病患者中已证实普通肝素治疗能够增加 NO 生物利用度。内皮功能改善与肝素诱导的血浆髓过氧化物酶（myeloperoxidase，MPO）水平升高相关。MPO 是由活化的单核细胞和嗜中性粒细胞产生的血红素蛋白，能够消耗内皮源性 NO，与血管功能障碍相关。低分子肝素能够取代与内皮细胞结合的 MPO，增加冠状动脉疾病患者的 NO 生物利用度，从而改善内皮细胞功能；循环 MPO 水平增加，但其并无致病性。

　　体外实验证实，低分子肝素能够直接作用于人乳腺动脉，使 NO 的产生增多，从而促进内皮细胞依赖性血管舒张。动物模型显示，低分子肝素能够改善老年糖尿病仓鼠的血管反应性，减少去甲肾上腺素的血管收缩作用并增强乙酰胆碱在的血管扩张作用。低分子肝素改善内皮细胞功能的作用与其抗凝血机制无关。肝素还能够抑制人体内皮细胞中内皮素 -1 mRNA 的表达，并增加 NO 的产生。暴露于子痫前期产妇血清的肾小球内皮细胞会出现渗透性增高和内皮素 -1 mRNA 表达增加的现象；而当低分子肝素存在时，这些细胞的渗透性和内皮素 -1 的表达均降低。这提示低分子肝素能够修复被子痫前期产妇血清破坏的肾小球内皮细胞的功能。具有抑制内皮细胞 NO 合成酶功能的大鼠模型的研究显示，低分子肝素能够减少蛋白尿、降低血压、保护肾功能的作用。

全身系统性炎症反应能够诱导子痫前期产妇内皮细胞功能障碍。肝素可以通过补体系统发挥抗炎作用。小鼠模型中，低分子肝素能够预防抗磷脂抗体介导的补体系统激活所致的流产。低分子肝素的抗炎作用对内皮功能的改善也是目前的研究热点之一。低分子肝素改善内皮细胞功能的机制还可能与胎盘产生的抗血管生成蛋白相关。矛盾之处在于，虽然低分子肝素降低了临床试验中子痫前期的发生率，但却大幅升高了循环 sFlt-1 的水平。临床研究和动物研究均显示应用低分子肝素会显著增加血清 sFlt-1 水平。但孕期应用肝素抗凝的产妇发生子痫前期的风险并没有增加，因此认为这种肝素诱导的循环 sFlt-1 升高可能并不会导致子痫前期发病。其机制可能是子痫前期产妇循环 sFlt-1 水平升高，但循环水平仅代表总 Flt-1 水平的一部分，另一部分通过硫酸乙酰肝素蛋白多糖结合于内皮细胞表面或细胞外基质，低分子肝素可能会从这些肝素 – 结合位点通过竞争性结合导致循环高水平 sFlt-1，从而使结合于内皮细胞的 sFlt-1 进入血液循环通过肾脏排泄，同时改善内皮功能。这一假说机制与应用肝素后循环 MPO 水平增高的机制类似，二者都通过硫酸乙酰肝素蛋白多糖结合到内皮细胞并被低分子肝素取代，从而在循环中检测到其水平上升，但并非致病性。由于抗血管生成蛋白在循环中可以被清除，因此将其释放到循环中可能具有预防或治疗子痫前期的作用。

因此，低分子肝素可能对内皮功能产生有益的作用，这可能是低分子肝素在胎盘相关的妊娠疾病中所显示的保护作用的理论依据。低分子肝素可能对高危女性发生重度子痫前期有一定预防作用。为评估低分子肝素对子痫前期或其他胎盘源性合并症的预防作用，一方面需要就其机制在动物模型及体外实验中展开进一步研究；另一方面尚需合理筛选和纳入高危人群，对特定人群进行大规模随机对照试验来获得高级别循证医学证据。

63. 阿司匹林联合肝素在子痫前期预防中的循证医学证据

2016 年，Roberge S 等对肝素联合阿司匹林预防子痫前期的研究进行了系统综述，8 项 RCT 符合纳入标准：5 项研究为反复流产（3 项研究纳入血栓形成倾向的产妇），3 项研究为重度 / 早发型子痫前期史（1 项研究纳入血栓形成倾向的产妇）。7 项研究应用低分子肝素，1 项研究为普通肝素。在子痫前期史的产妇中，与单独使用阿司匹林相比，同时应用低分子肝素能够显著降低子痫前期的风险 [3 项研究（$n = 379$），$RR= 0.54$（95% CI：$0.31 \sim 0.92$），$P = 0.03$] 和发生胎儿宫内生长受限的风险 [2 项研究（$n = 363$），$RR= 0.54$（95% CI：$0.32 \sim 0.91$），$P = 0.02$]。而在反复流产的产妇中，同时接受低分子肝素和阿司匹林与单独使用阿司匹林相比，发生子痫前期和胎儿生长受限的风险并没有显著差异。需要指出的是，有关阿司匹林联合肝素在子痫前期预防的研究较少，可能存在一定的出版物偏倚。另外，这些 RCT 中均没有使用盲法。

64. 抗氧化剂维生素 C 和维生素 E 的补充并不能降低子痫前期的风险

氧化应激是子痫前期的发病机制之一，一些学者提出抗氧化剂可能预防子痫前期的假说。维生素 C 和维生素 E 作为抗氧化剂被尝试用于预防子痫前期并展开了多项随机对照试验。遗憾的是，在不同研究人群中进行的多项大型的 RCT 研究结果均显示在孕期补充维生素 C 和维生素 E 并没有降低子痫前期的发生，也不能改善母儿的结局。最近发表的 Cochrane 系统综述纳入了 15 项应用维生素 C 和维生素 E 预防子痫前期的随机对照研究（20 748 名孕妇），其结果认为维生素 C 和维生素 E 的补充并不能降低子痫前期的风险（$RR=0.94$，95% CI：$0.82 \sim 1.07$）。

65. 基础钙摄入量低（600mg/d 以下）的孕妇推荐每日补钙 1.5 ~ 2g

许多研究在不同人群中对补钙是否能够降低子痫前期的发病率进行了探索。以美国健康初产妇为对象的队列研究显示，补钙并不能降低子痫前期的发病率。但是，对于钙摄入不足的妇女，补钙则可能降低其发生子痫前期的风险。在一项纳入了 13 项研究 15 730 名妇女的 Meta 分析显示，补钙能够显著降低子痫前期的风险（$RR=0.45$，95% CI：$0.31 \sim 0.65$），特别是在基础钙摄入量低的妇女中尤为明显（$RR= 0.36$，95% CI：$0.20 \sim 0.65$）。

因此，基础钙摄入量低（600 mg／d 以下）的孕妇可以考虑每日补钙（1.5～2 g），而在美国及其他发达国家由于人群中钙摄入量低的人群较少，因此，并不常规推荐。

66. 其他营养干预对子痫前期的预防价值尚不明确

维生素 D 缺乏被认为是子痫前期致病因素之一，但补充维生素 D 是否对子痫前期有预防作用尚不明确。其他营养干预措施（如鱼油或大蒜）是否能够预防子痫前期的发生也不明确。限制肥胖孕妇的蛋白质和卡路里的摄入并不能降低其发生妊娠期高血压或子痫前期的风险，反而可能增加胎儿宫内生长受限的风险。

另外，不推荐为预防子痫前期而降低盐的摄入。Duley L 等纳入了限盐饮食的研究（603 名孕妇）的系统综述显示：限制盐的摄入对子痫前期没有预防作用。与之类似，一项纳入 7000 名孕妇的系统综述显示，应用利尿剂并不能降低子痫前期的发病率。因此，不推荐通过限制盐的摄入或应用利尿剂来预防子痫前期。

67. 通过卧床休息或限制运动来预防子痫前期或其并发症证据不足

卧床休息预防子痫前期的证据较为有限。评估卧床休息作为子痫前期预防策略的两项研究样本量均较小（分别为 32 名和 72 名孕妇），且并没有评估围产期产妇发病率和死亡率，也没有评估卧床休息可能产生的不利影响。因此，目前的证据不足以支持推荐将卧床休息或减少活动作为子痫前期及其并发症的预防措施，孕期是否卧床休息应该是孕妇的个人选择。另外，常规运动可能通过改善血管功能来预防子痫前期。在非妊娠妇女中，适度的运动已被证明可以降低高血压和心血管疾病的风险。在正常妊娠期，推荐每天进行30分钟的适度运动。有假说提出适度运动可能能够刺激胎盘血管生成并改善母体内皮功能障碍，虽然已有几项小型临床试验评估了适度锻炼对预防子痫前期的效果，但是，由于可信区间范围太大，无法对其可靠性进行评价。运动是否能够逆转内皮细胞功能障碍并预防不良妊娠结局尚需大型的随机研究以进一步探索。

参考文献

1. Akolekar R，Syngelaki A，Poon L，et al.Competing risks model in early screening for preeclampsia by biophysical and biochemical markers.Fetal Diagn Ther，2013，33（1）：8-15.

2. Akolekar R，Syngelaki A，Sarquis R，et al.Prediction of early，intermediate and late pre-eclampsia from maternal factors，biophysical and biochemical markers at 11-13 weeks.Prenat Diagn，2011，31（1）：66-74.

3. Allen RE，Rogozinska E，Cleverly K，et al.Abnormal blood biomarkers in early pregnancy are associated with preeclampsia: a meta-analysis.Eur J Obstet Gynecol Reprod Biol，2014，182：194-201.

4. American College of Obstetricians and Gynecologists，Task Force on

Hypertension in Pregnancy.Hypertension in pregnancy.Report of the American College of Obstetricians and Gynecologists' Task Force on Hypertension in Pregnancy.Obstet Gynecol, 2013, 122 (5): 1122-1131.

5. Anderson UD, Olsson MG, Kristensen KH, et al.Review: Biochemical markers to predict preeclampsia.Placenta, 2012, Suppl: S42-47.

6. Audibert F, Boucoiran I, An N, et al.Screening for preeclampsia using first-trimester serum markers and uterine artery Doppler in nulliparous women.Am J Obstet Gynecol, 2010, 203 (4): 383.e1-8.

7. Bellamy L, Casas JP, Hingorani AD, et al.Pre-eclampsia and risk of cardiovascular disease and cancer in later life: systematic review and meta-analysis. BMJ, 2007, 335 (7627): 974.

8. Bramham K, Parnell B, Nelson-Piercy C, et al.Chronic hypertension and pregnancy outcomes: systematic review and meta-analysis.BMJ, 2014, 348: g2301.

9. Brosens I, Pijnenborg R, Vercruysse L, et al.The "Great Obstetrical Syndromes" are associated with disorders of deep placentation.Am J Obstet Gynecol, 2011, 204 (3): 193-201.

10. Burton GJ, Jauniaux E.Oxidative stress.Best Pract Res Clin Obstet Gynaecol, 2011, 25 (3): 287-299.

11. Chaiworapongsa T, Chaemsaithong P, Yeo L, et al.Pre-eclampsia part 1: current understanding of its pathophysiology.Nat Rev Nephrol, 2014, 10 (8): 466-480.

12. Cindrova-Davies T, Spasic-Boskovic O, Jauniaux E, et al.Nuclear factor-

kappa B, p38, and stress-activated protein kinase mitogen-activated protein kinase signaling pathways regulate proinflammatory cytokines and apoptosis in human placental explants in response to oxidative stress: effects of antioxidant vitamins.Am J Pathol, 2007, 170 (5): 1511-1520.

13. de Luca C, Olefsky JM.Inflammation and insulin resistance.FEBS Lett, 2008, 582 (1): 97-105.

14. Dodd JM, McLeod A, Windrim RC, et al.Antithrombotic therapy for improving maternal or infant health outcomes in women considered at risk of placental dysfunction.Cochrane Database Syst Rev, 2013, (7): CD006780.

15. Garg AX, Nevis IF, McArthur E, et al.Gestational hypertension and preeclampsia in living kidney donors.N Engl J Med, 2015, 372 (2): 124-133.

16. Gu Y, Lewis DF, Wang Y.Placental productions and expressions of soluble endoglin, soluble fms-like tyrosine kinase receptor-1, and placental growth factor in normal and preeclamptic pregnancies.J Clin Endocrinol Metab, 2008, 93 (1): 260-266.

17. Hutcheon JA, Lisonkova S, Joseph KS.Epidemiology of pre-eclampsia and the other hypertensive disorders of pregnancy.Best Pract Res Clin Obstet Gynaecol, 2011, 25 (4): 391-403.

18. Irgens HU, Reisaeter L, Irgens LM, et al.Long term mortality of mothers and fathers after pre-eclampsia: population based cohort study.BMJ, 2001, 323 (7323): 1213-1217.

19. Kenny LC, Black MA, Poston L, et al.Early pregnancy prediction of

preeclampsia in nulliparous women, combining clinical risk and biomarkers: the Screening for Pregnancy Endpoints (SCOPE) international cohort study.Hypertension, 2014, 64 (3): 644-652.

20. Lau SY, Guild SJ, Barrett CJ, et al.Tumor necrosis factor-alpha, interleukin-6, and interleukin-10 levels are altered in preeclampsia: a systematic review and meta-analysis.Am J Reprod Immunol, 2013, 70 (5): 412-427.

21. LeFevre ML, U.S.Preventive Services Task Force.Low-dose aspirin use for the prevention of morbidity and mortality from preeclampsia: U.S.Preventive Services Task Force.Ann Intern Med, 2014, 161 (11): 819-826.

22. Leslie K, Thilaganathan B, Papageorghiou A.Early prediction and prevention of pre-eclampsia.Best Pract Res Clin Obstet Gynaecol, 2011, 25 (3): 343-354.

23. Levine RJ, Lam C, Qian C, et al.Soluble endoglin and other circulating antiangiogenic factors in preeclampsia.N Engl J Med, 2006, 355 (10): 992-1005.

24. Levine RJ, Maynard SE, Qian C, et al.Circulating angiogenic factors and the risk of preeclampsia.N Engl J Med, 2004, 350 (7): 672-683.

25. Lipstein H, Lee CC, Crupi RS.A current concept of eclampsia.Am J Emerg Med, 2003, 21 (3): 223-226.

26. Magee LA, Pels A, Helewa M, et al.Diagnosis, evaluation, and management of the hypertensive disorders of pregnancy: executive summary.J Obstet Gynaecol Can, 2014, 36 (7): 575-576.

27. Maynard S, Epstein FH, Karumanchi SA.Preeclampsia and angiogenic imbalance.Annu Rev Med, 2008, 59: 61-78.

28. McCarthy FP, Kingdom JC, Kenny LC, Walsh SK: Animal models of preeclampsia: uses and limitations.Placenta, 2011, 32 (6): 413-419.

29. Mol BW, Roberts CT, Thangaratinam S, et al. Pre-eclampsia.Lancet, 2015, 42 (3): 58-61.

30. Mongraw-Chaffin ML, Cirillo PM, Cohn BA.Preeclampsia and cardiovascular disease death: prospective evidence from the child health and development studies cohort. Hypertension, 2010, 56 (1): 166-171.

31. Myatt L, Clifton RG, Roberts JM, et al.Can changes in angiogenic biomarkers between the first and second trimesters of pregnancy predict development of pre-eclampsia in a low-risk nulliparous patient population? BJOG, 2013, 120 (10): 1183-1191.

32. Myatt L, Redman CW, Staff AC, et al.Strategy for standardization of preeclampsia research study design.Hypertension, 2014, 63 (6): 1293-1301.

33. North RA, McCowan LM, Dekker GA, et al.Clinical risk prediction for pre-eclampsia in nulliparous women: development of model in international prospective cohort.BMJ, 2011, 342: d1875.

34. Odibo AO, Zhong Y, Goetzinger KR, et al.First-trimester placental protein 13, PAPP-A, uterine artery Doppler and maternal characteristics in the prediction of pre-eclampsia.Placenta, 2011, 32 (8): 598-602.

35. Parrish MR, Murphy SR, Rutland S, et al.The effect of immune factors, tumor necrosis factor-alpha, and agonistic autoantibodies to the angiotensin II type I receptor on soluble fms-like tyrosine-1 and soluble endoglin production in response to

hypertension during pregnancy.Am J Hypertens, 2010, 23 (8): 911-916.

36. Payne BA, Hutcheon JA, Ansermino JM, et al.A risk prediction model for the assessment and triage of women with hypertensive disorders of pregnancy in low-resourced settings: the miniPIERS (Pre-eclampsia Integrated Estimate of RiSk) multi-country prospective cohort study.PLoS Med, 2014, 11 (1): e1001589.

37. Poon LC, Kametas NA, Maiz N, et al.First-trimester prediction of hypertensive disorders in pregnancy.Hypertension, 2009, 53 (5): 812-818.

38. Rana S, Karumanchi SA, Lindheimer MD.Angiogenic factors in diagnosis, management, and research in preeclampsia.Hypertension, 2014, 63 (2): 198-202.

39. Redman CW.Hypertension in pregnancy: the NICE guidelines.Heart, 2011, 97 (23): 1967-1969.

40. Redman CW, Sargent IL.Microparticles and immunomodulation in pregnancy and pre-eclampsia.J Reprod Immunol, 2007, 76 (1-2): 61-67.

41. Redman CW, Sargent IL.Immunology of pre-eclampsia.Am J Reprod Immunol, 2010, 63 (6): 534-543.

42. Roberge S, Demers S, Nicolaides KH, et al.Prevention of pre-eclampsia by low-molecular-weight heparin in addition to aspirin: a meta-analysis.Ultrasound Obstet Gynecol, 2016, 47 (5): 548-553.

43. Roos N, Kieler H, Sahlin L, et al.Risk of adverse pregnancy outcomes in women with polycystic ovary syndrome: population based cohort study.BMJ, 2011, 343: d6309.

44. Soto E, Romero R, Kusanovic JP, et al.Late-onset preeclampsia is associated

中国医学临床百家

with an imbalance of angiogenic and anti-angiogenic factors in patients with and without placental lesions consistent with maternal underperfusion.J Matern Fetal Neonatal Med, 2012, 25 (5)：498-507.

45. Staff AC, Benton SJ, von Dadelszen P, et al.Redefining preeclampsia using placenta-derived biomarkers.Hypertension, 2013, 61 (5)：932-942.

46. Staff AC, Dechend R, Redman CW.Review: Preeclampsia, acute atherosis of the spiral arteries and future cardiovascular disease: two new hypotheses.Placenta, 2013, 34 Suppl：S73-78.

47. Thangaratinam S, Coomarasamy A, O'Mahony F, et al.Estimation of proteinuria as a predictor of complications of pre-eclampsia: a systematic review.BMC Med, 2009, 7 (1)：10.

48. Thangaratinam S, Gallos ID, Meah N, et al.How accurate are maternal symptoms in predicting impending complications in women with preeclampsia? A systematic review and meta-analysis.Acta Obstet Gynecol Scand, 2011, 90 (6)：564-573.

49. Thangaratinam S, Ismail K, Sharp S, et al.Prioritisation of tests for the prediction of preeclampsia complications: a Delphi survey.Hypertens Pregnancy, 2007, 26 (1)：131-138.

50. Thangaratinam S, Ismail KM, Sharp S, et al.Accuracy of serum uric acid in predicting complications of pre-eclampsia: a systematic review.BJOG, 2006, 113 (4)：369-378.

51. Vaughan JE, Walsh SW.Oxidative stress reproduces placental abnormalities of

preeclampsia.Hypertens Pregnancy，2002，21（3）：205-223.

52. Venkatesha S，Toporsian M，Lam C，et al.Soluble endoglin contributes to the pathogenesis of preeclampsia.Nat Med，2006，12（6）：642-649.

53. von Dadelszen P，Payne B，Li J，et al.Prediction of adverse maternal outcomes in pre-eclampsia: development and validation of the fullPIERS model.Lancet，2011，377（9761）：219-227.

54. Wortelboer EJ，Koster MP，Cuckle HS，et al.First-trimester placental protein 13 and placental growth factor: markers for identification of women destined to develop early-onset pre-eclampsia.BJOG，2010，117（11）：1384-1389.

55. Xia Y，Kellems RE.Angiotensin receptor agonistic autoantibodies and hypertension: preeclampsia and beyond.Circ Res，2013，113（1）：78-87.

56. Zeisler H，Llurba E，Chantraine F，et al.Predictive Value of the sFlt-1:PlGF Ratio in Women with Suspected Preeclampsia.N Engl J Med，2016，374（1）：13-22.

57. Zhou CC，Zhang Y，Irani RA，et al.Angiotensin receptor agonistic autoantibodies induce pre-eclampsia in pregnant mice.Nat Med，2008，14（8）：855-862.

58. 王雁玲.浅谈子痫前期研究中的几个问题.中华围产医学杂志，2015，18（6）：401-406.

59. Zavorsky GS，Longo LD.Adding strength training，exercise intensity，and caloric expenditure to exercise guidelines in pregnancy.Obstet Gynecol，2011，117（6）：1399-1402.

60. Yeo S，Davidge ST.Possible beneficial effect of exercise，by reducing oxidative

中国医学临床百家

stress, on the incidence of preeclampsia.J Womens Health Gend Based Med, 2001, 10 (10) : 983-989.

61. Weissgerber TL, Wolfe LA, Davies GA.The role of regular physical activity in preeclampsia prevention.Med Sci Sports Exerc, 2004, 36 (12) : 2024-2031.

62. Wallenburg HC, Dekker GA, Makovitz JW, et al.Low-dose aspirin prevents pregnancy-induced hypertension and pre-eclampsia in angiotensin-sensitive primigravidae.Lancet, 1986, 1 (8471) : 1-3.

63. Spinnato JA2nd, Freire S, Pinto E Silva JL, et al.Antioxidant therapy to prevent preeclampsia: a randomized controlled trial.Obstet Gynecol, 2007, 110 (6) : 1311-1318.

64. Schiff E, Peleg E, Goldenberg M, et al.The use of aspirin to prevent pregnancy-induced hypertension and lower the ratio of thromboxane A2 to prostacyclin in relatively high risk pregnancies.N Engl J Med, 1989, 321 (6) : 351-356.

65. Rumbold AR, Crowther CA, Haslam RR, et al.Vitamins C and E and the risks of preeclampsia and perinatal complications.N Engl J Med, 2006, 354 (17) : 1796-1806.

66. Roberts JM, Myatt L, Spong CY, et al.Vitamins C and E to prevent complications of pregnancy-associated hypertension.N Engl J Med, 2010, 362 (14) : 1282-1291.

67. Redman CW, Sargent IL.Latest advances in understanding preeclampsia. Science, 2005, 308 (5728) : 1592-1594.

68. Poston L, Briley AL, Seed PT, et al.Vitamin C and vitamin E in pregnant

women at risk for pre-eclampsia （VIP trial）： randomised placebo-controlled trial. Lancet，2006，367（9517）：1145-1154.

69. Meher S，Duley L.Exercise or other physical activity for preventing pre-eclampsia and its complications.Cochrane Database Syst Rev，2006，（2）：CD005942.

70. Meher S，Duley L.Rest during pregnancy for preventing pre-eclampsia and its complications in women with normal blood pressure.Cochrane Database Syst Rev，2006，（2）：CD005939.

71. Levine RJ，Hauth JC，Curet LB，et al.Trial of calcium to prevent preeclampsia.N Engl J Med，1997，337（2）：69-76.

72. Hofmeyr GJ，Lawrie TA，Atallah AN，et al.Calcium supplementation during pregnancy for preventing hypertensive disorders and related problems.Cochrane Database Syst Rev，2010，（8）：CD001059.

73. Duley L，Henderson-Smart DJ，Meher S，et al.Antiplatelet agents for preventing pre-eclampsia and its complications.Cochrane Database Syst Rev，2007，（2）：CD004659.

74. Caritis S，Sibai B，Hauth J，et al.Low-dose aspirin to prevent preeclampsia in women at high risk.National Institute of Child Health and Human Development Network of Maternal-Fetal Medicine Units.N Engl J Med，1998，338（11）：701-705.

75. Bujold E，Roberge S，Lacasse Y，et al.Prevention of preeclampsia and intrauterine growth restriction with aspirin started in early pregnancy: a meta-analysis. Obstet Gynecol，2010，116（2 Pt 1）：402-414.

76. Bodnar LM，Catov JM，Simhan HN，et al.Maternal vitamin D deficiency

increases the risk of preeclampsia.J Clin Endocrinol Metab, 2007, 92 (9): 3517-3522.

77. CLASP: a randomised trial of low-dose aspirin for the prevention and treatment of pre-eclampsia among 9364 pregnant women.CLASP (Collaborative Low-dose Aspirin Study in Pregnancy) Collaborative Group.Lancet, 1994, 343 (8898): 619-629.

78. Low-dose aspirin in prevention and treatment of intrauterine growth retardation and pregnancy-induced hypertension.Italian study of aspirin in pregnancy.Lancet, 1993, 341 (8842): 396-400.

79. Zhang Y, Liu F, Chen S, et al.Low-molecular-weight heparin protects kidney through an anti-apoptotic mechanism in a rat pre-eclamptic model.Eur J Obstet Gynecol Reprod Biol, 2015, 188: 51-55.

80. Yinon Y, Siu SC, Warshafsky C, et al.Use of low molecular weight heparin in pregnant women with mechanical heart valves.Am J Cardiol, 2009, 104 (9): 1259-1263.

81. Sergio F, Maria Clara D, Gabriella F, et al.Prophylaxis of recurrent preeclampsia: low-molecular-weight heparin plus low-dose aspirin versus low-dose aspirin alone.Hypertens Pregnancy, 2006, 25 (2): 115-127.

82. Sela S, Natanson-Yaron S, Zcharia E, et al.Local retention versus systemic release of soluble VEGF receptor-1 are mediated by heparin-binding and regulated by heparanase.Circ Res, 2011, 108 (9): 1063-1070.

83. Searle J, Mockel M, Gwosc S, et al.Heparin strongly induces soluble fms-like tyrosine kinase 1 release in vivo and in vitro--brief report.Arterioscler Thromb Vasc

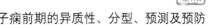

Biol, 2011, 31 (12): 2972-2974.

84. Savvidou MD, Hingorani AD, Tsikas D, et al.Endothelial dysfunction and raised plasma concentrations of asymmetric dimethylarginine in pregnant women who subsequently develop pre-eclampsia.Lancet, 2003, 361 (9368): 1511-1517.

85. Sandrim VC, Palei AC, Metzger IF, et al.Nitric oxide formation is inversely related to serum levels of antiangiogenic factors soluble fms-like tyrosine kinase-1 and soluble endogline in preeclampsia.Hypertension, 2008, 52 (2): 402-407.

86. Rudolph TK, Rudolph V, Witte A, et al.Liberation of vessel adherent myeloperoxidase by enoxaparin improves endothelial function.Int J Cardiol, 2010, 140 (1): 42-47.

87. Rodger MA, Hague WM, Kingdom J, et al.Antepartum dalteparin versus no antepartum dalteparin for the prevention of pregnancy complications in pregnant women with thrombophilia (TIPPS): a multinational open-label randomised trial.Lancet, 2014, 384 (9955): 1673-1683.

88. Rodger MA, Gris JC, de Vries JIP, et al.Low-molecular-weight heparin and recurrent placenta-mediated pregnancy complications: a meta-analysis of individual patient data from randomised controlled trials.Lancet, 2016, 388 (10060): 2629-2641.

89. Rey E, Garneau P, David M, et al.Dalteparin for the prevention of recurrence of placental-mediated complications of pregnancy in women without thrombophilia: a pilot randomized controlled trial.J Thromb Haemost, 2009, 7 (1): 58-64.

90. Pasquier E, de Saint Martin L, Bohec C, et al.Enoxaparin for prevention

of unexplained recurrent miscarriage: a multicenter randomized double-blind placebo-controlled trial.Blood，2015，125（14）：2200-2205.

91. Oberkersch R，Attorresi AI，Calabrese GC.Low-molecular-weightheparin inhibition in classical complement activation pathway during pregnancy.Thromb Res，2010，125（5）：e240-245.

92. Liu W，Qiao F，Liu H，et al.Low molecular weight heparin improves proteinuria in rats with L-NAME induced preeclampsia by decreasing the expression of nephrin，but not podocin.Hypertens Pregnancy，2015，34（1）：24-35.

93. Li Y，Wu Y，Gong X，et al.Low molecular weight heparin decreases the permeability of glomerular endothelial cells when exposed to pre-eclampsia serum in vitro.Nephrology（Carlton），2012，17（8）：754-759.

94. Laskin CA，Spitzer KA，Clark CA，et al.Low molecular weight heparin and aspirin for recurrent pregnancy loss: results from the randomized，controlled HepASA Trial.J Rheumatol，2009，36（2）：279-287.

95. Kupferminc M，Rimon E，Many A，et al.Low molecular weight heparin versus no treatment in women with previous severe pregnancy complications and placental findings without thrombophilia.Blood Coagul Fibrinolysis，2011，22（2）：123-126.

96. Kingdom JC，Walker M，Proctor LK，et al.Unfractionated heparin for second trimester placental insufficiency: a pilot randomized trial.J Thromb Haemost，2011，9（8）：1483-1492.

97. Kaandorp SP，Goddijn M，van der Post JA，et al.Aspirin plus heparin or

中国医学临床百家

aspirin alone in women with recurrent miscarriage.N Engl J Med, 2010, 362 (17): 1586-1596.

98. Hagmann H, Bossung V, Belaidi AA, et al.Low-molecular weight heparin increases circulating sFlt-1 levels and enhances urinary elimination.PloS One, 2014, 9 (1): e85258.

99. Gris JC, Chauleur C, Molinari N, et al.Addition of enoxaparin to aspirin for the secondary prevention of placental vascular complications in women with severe pre-eclampsia.The pilot randomised controlled NOH-PE trial.Thromb Haemost, 2011, 106 (6): 1053-1061.

100. Gris JC, Chauleur C, Faillie JL, et al.Enoxaparin for the secondary prevention of placental vascular complications in women with abruptio placentae.The pilot randomised controlled NOH-AP trial.Thromb Haemost, 2010, 104 (4): 771-779.

101. Girardi G, Redecha P, Salmon JE.Heparin prevents antiphospholipid antibody-induced fetal loss by inhibiting complement activation.Nat Med, 2004, 10 (11): 1222-1226.

102. Georgescu A, Popov D, Capraru M, et al.Enoxaparin--a low molecular weight heparin, restores the altered vascular reactivity of resistance arteries in aged and aged-diabetic hamsters.Vascul Pharmacol, 2003, 40 (3): 167-174.

103. Georgescu A, Alexandru N, Nemecz M, et al.Enoxaparin reduces adrenergic contraction of resistance arterioles in aging and in aging associated with diabetes via engagement of MAP kinase pathway.Blood Coagul Fibrinolysis, 2011, 22 (4): 310-316.

104. Gandley RE, Rohland J, Zhou Y, et al.Increased myeloperoxidase in the placenta and circulation of women with preeclampsia.Hypertension, 2008, 52 (2): 387-393.

105. D'Souza R, Keating S, Walker M, et al.Unfractionated heparin and placental pathology in high-risk pregnancies: secondary analysis of a pilot randomized controlled trial.Placenta, 2014, 35 (10): 816-823.

106. de Vries JI, van Pampus MG, Hague WM, et al.Low-molecular-weight heparin added to aspirin in the prevention of recurrent early-onset pre-eclampsia in women with inheritable thrombophilia: the FRUIT-RCT.J Thromb Haemost, 2012, 10 (1): 64-72.

107. Clark P, Walker ID, Langhorne P, et al.SPIN (Scottish Pregnancy Intervention) study: a multicenter, randomized controlled trial of low-molecular-weight heparin and low-dose aspirin in women with recurrent miscarriage.Blood, 2010, 115 (21): 4162-4167.

108. Baldus S, Rudolph V, Roiss M, et al.Heparins increase endothelial nitric oxide bioavailability by liberating vessel-immobilized myeloperoxidase.Circulation, 2006, 113 (15): 1871-1878.

109. Rolnik DL, Wright D, Poon LC, et al.Aspirin versus Placebo in Pregnancies at High Risk for Preterm Preeclampsia.N Engl J Med, 2017, 377 (7): 613-622.

（李博雅　整理）

宫内感染的研究进展

68. 宫内感染的定义及分类

宫内感染是指羊水、胎膜（绒毛膜、羊膜）、胎盘和（或）胎儿的感染，宫内感染的其他诊断术语包括绒毛膜羊膜炎、羊膜炎和产时感染等，属严重的妊娠期和分娩期并发症。宫内感染分类包括 4 种情况：临床宫内感染、亚临床宫内感染、宫内炎症反应及单纯组织病理学绒毛膜羊膜炎。临床宫内感染由病原菌感染引起，表现为母体发热、脉搏增快、胎心率增快、子宫压痛或阴道分泌物恶臭等临床感染症状，常发生于产程中的宫内感染。亚临床宫内感染是指宫内病原菌侵入，一般无典型的临床症状，但可以导致胎盘组织上的病理改变和胎儿宫内的炎性反应综合征，导致胎膜早破和早产，可以进一步发展为临床宫内感染。亚临床宫内感染可以是单纯病原菌的侵入，无组织病理改变，也可以是伴有组织病理改变。宫内炎症反应是指宫内多核中性粒细胞计数超过 30/mm³，可以是由病原菌感染引起，也可以由其他原因引起，如胎盘早剥。而组织病理学绒毛膜羊膜炎则在绒毛板和胎膜可见较多的中性粒细胞，可以伴有或不伴有临床感染症状。宫内感染不完全等同于宫内炎症反应，临床绒毛膜羊膜炎与组织病理学绒毛膜羊膜炎也不完全一致。有研究发现，90% 的胎盘胎膜找到大量白细胞且有严重炎症改变的孕妇无临床绒毛膜羊膜炎的表现，组织病理学绒毛膜羊膜炎则与亚临床感染有相关性。临床症状结合病理改变能够诊断绒毛膜羊膜炎，但如果有典型的临床感染症状，无病理支持时也不能否定宫内感染的诊断。

《胎膜早破的诊断与处理指南（2015）》中绒毛膜羊膜炎临床诊断依据为：孕妇体温升高（≥ 37.8℃）、脉搏增快（≥ 100 次 / 分）、胎心率增快（≥ 160 次 / 分）、宫底有压痛、阴道分泌物异味、外周血白细胞计数增高（≥ 15×10⁹/L），孕妇体温升高的同时伴有上述 2 个或 2 个以上症状，即可诊断为临床绒毛膜羊膜炎。单纯一项指标异常应进行鉴别诊断，除外其他因素造成的假阳性结果，如糖皮质激素引起白细胞升高，硬膜外麻醉、甲状腺功能亢进、前列腺素制剂引产等引起的体温升高、某些药物引起的孕妇脉搏增快等。

美国国家儿童健康与人类发育研究院、美国妇产科医师学会 2015 年 1 月专家共识中提到：单纯孕妇体温升高，未出现如胎心快、白细胞升高、子宫颈脓样分泌物、羊水生化或微生物分析符合宫内感染等临床表现，则诊断为单纯孕妇体温升高；若体温升高的同时伴有以下 1 项或以上：①胎心率增快（≥ 160 次 / 分）持续 10 分钟以上；②外周血白细胞计数增高（≥ 15×10⁹/ L）；③子宫颈脓样分泌物；④羊水生化或微生物分析符合宫内感染，则诊断为子宫内炎症（inflammation）或感染（infection）或两者兼具（both），简称 3I（Triple I），Triple I 取代既往绒毛膜羊膜炎，提出了一个较绒毛膜羊膜炎更为综合的描述性名词。Triple I 分为 3 类：单纯性孕妇体温升高、可疑 Triple I、确诊 Triple I。确诊 Triple I 需要羊水培养或胎盘病理。该定义重新定义及诊断宫内感染，可以避免过度诊断及过度治疗，Triple I 的定义及分类见表 10。

表 10　Triple I 定义及分类

名词	定义
单纯孕妇发热	任意情况下记录到的孕妇口表 39℃ 或者更高，如果口表温度在 38℃ 至 39℃ 之间，30 分钟后复测，如果复测温度至少在 38℃，记录为发热。
可疑 Triple I	没有明确原因的发热加以下任何 1 项： 1）胎儿基线心率快（> 160bpm，并持续超过 10 分钟，除外加速、减速和明显胎动） 2）孕妇血细胞计数白细胞超过 15×10⁹/ L，未使用糖皮质激素情况下 3）从宫颈口流出明确脓液
确认 Triple I	所有以上特征阳性： 1）羊膜穿刺结果经革兰氏染色证实感染 2）羊水中葡萄糖浓度降低或羊水微生物培养阳性 3）胎盘病理证实感染的诊断

在我院一项388例早产胎膜早破的研究中发现,以此专家共识作为诊断宫内感染的标准,大多数由胎盘病理证实的宫内感染在产前并未出现体温升高,因此,美国这一项专家共识虽然提高了对于宫内感染诊断的敏感性,但也导致了漏诊率的增加。

69. 宫腔操作及辅助生殖技术会增加宫内感染的发生

宫内感染的常见高危因素有:反复阴道出血、阴道炎、宫颈炎、盆腔炎、孕妇其他部位的炎症、β溶血性链球菌携带、胎膜早破、胎膜早破时间过长、产程延长、多次阴道检查、宫颈机能不全、宫颈环扎术后、宫颈异常缩短、助孕技术应用、减胎术及各种产前诊断的侵入性操作等,孕妇免疫力低下、药物滥用者、吸烟者、流动人口等也是宫内感染的高危因素。

研究发现,随着宫腔操作的增多及辅助生殖技术的广泛应用,宫内感染的发生率增高,尤其是亚临床宫内感染的发生。非孕期宫腔被认为是无菌状态,且正常的宫颈可以提供物理屏障(黏液栓)及生物屏障(免疫蛋白)防止微生物上行感染,而宫腔操作手术破坏了这两种屏障,使生殖道细菌上行感染宫腔。研究发现早期微生物进入宫腔后存在于子宫内膜表面,并不引起炎症,而是和宿主达到一种共生的状态,且微生物表面可形成生物膜(biofilms),处于免疫逃避的状态,并不能引起宿主免疫系统对其的攻击。局部白细胞、中性粒细胞等炎症因子并不升高,处于亚临床感染状态，随着孕周增大，微生物聚集数量增多形成菌落，此平衡被打破，微生物释放大量炎症因子，引起早产、早产胎膜早破（PPROM），同时细菌感染对母儿预后均有不良影响。此外，宫腔操作会引起宫颈管的松弛、机能不全，导致孕期颈管缩短，而宫颈管缩短的孕妇宫颈的屏障作用降低，更易于微生物的上行感染。

70. 宫内感染的微生物可由细菌、病毒、衣原体、弓形虫及支原体等微生物引起

病原菌进入宫腔有 4 种途径：①生殖道上行感染；②血行传播进入宫腔；③绒毛穿刺、羊水穿刺、脐血穿刺、胎儿镜等有创性产前诊断；④少见病例可由腹腔感染经输卵管进入宫腔，其中生殖道上行感染为宫腔感染最常见的途径。上行性宫内感染分为 4 期：第 1 期包括阴道 / 宫颈菌丛改变或宫颈病原微生物出现，一些需氧菌所致阴道炎可能是这一期的早期表现；一旦病原微生物穿过子宫颈内管，它们便定植于羊膜腔下部（第 2 期）；局部炎症反应导致局部绒毛膜羊膜炎，接着微生物可穿过完整羊膜入侵羊膜腔（第 3 期）；上行性宫内感染最后阶段是胎儿感染（第 4 期）。细菌一旦进入羊膜腔，便可经过多种途径感染胎儿，胎儿吸入已感染的羊水可致先天性肺炎，感染羊水的微生物可直接繁殖，并致内耳炎、结膜炎和脐炎等，这些部位繁殖的细菌进入胎儿循环可致脓毒症。宫内感染主要的致病菌为：无乳链球菌、

大肠埃希菌、李斯特菌和各种厌氧菌等，合并其他支原体等的混合感染占到 60% 以上。孙瑜等北京多家医院调查显示，常见的宫内感染菌群为大肠埃希菌、无乳链球菌、粪肠球菌、表皮葡萄球菌、白假丝酵母菌、金黄色葡萄球菌和溶血性链球菌。亚临床感染的病原菌第一位的是毒力相对低下的支原体，50% 以上是混合感染。微生物感染后导致局部炎症可产生多种蛋白水解酶和大量过氧化物酶、胶原酶、弹性酶和基质金属蛋白酶等，而相应的酶抑制物合成减少，酶的平衡被破坏，削弱胎膜强度和弹性，从而发生胎膜破裂，此外，一些细胞因子还可刺激子宫平滑肌收缩，宫颈软化成熟，导致早产的发生。

71. 宫内感染可导致母胎发生严重并发症

宫内感染的主要表现为母体体温升高（≥ 38℃）、脉搏增快（> 100 次 / 分）、胎儿心率增快（160 次 / 分）、子宫底压痛、分泌物异味、白细胞升高（> 15 ×10⁹ /L，或核左移）。母体体温升高同时伴有上述 2 个或以上的症状或体征可以诊断临床宫内感染。如果同时有产程过长、破膜时间长等高危因素，诊断就更加明确，但上述任何一项单纯的表现或异常不能确诊宫内感染。如产程中硬膜外麻醉无痛分娩引起的发热，体温升高时应与之鉴别，后者不伴有上述临床症状或体征。妊娠、分娩及激素的应用都会导致白细胞增高，单纯的白细胞升高对于诊断绒毛膜羊膜炎意义不大。药物或其他情况可以引起母体脉搏增快或胎儿心率增快。子宫压痛和分泌物异味的症状相对少见，发生率只有 4% ～ 25%。临床上更为多见的是亚临床宫内感染，即胎盘病理或羊水培养发现微生物存在，而并无明显临床表现，这类孕妇临床表现隐匿，不易诊断，但微生物的存在依然对母儿预后具有不良影响。而临床宫内感染发生率低，但临床症状典型，一旦诊断，往往提示母儿已发生较严重的感染。因此对于发生率高但临床表现隐匿的人群应该是产科医生关注的重点。

宫内感染可导致产妇死亡，约 5% 的母亲死亡和宫内感染有关。

（1）母体全身炎症反应综合征：其是羊膜腔感染患者的主要病理改变，严重者发展为脓毒症，出现严重感染合并症，如休克、凝血障碍、急性呼吸窘迫综合征和多器官功能障碍等。

（2）胎儿炎性反应综合征：病原菌上行进入宫腔，进一步进入胎儿体内及胎儿血液循环可以引起胎儿炎性反应综合征（fetal inflammatory response syndrome，FIRS），激活胎儿血液循环中的单核细胞、中性粒细胞和淋巴细胞，出现先天性免疫反应和获得性免疫反应，使得辅助性 T 细胞 2（T helper type 2，Th2）向辅助性 T 细胞 1（T help type 1，Th1）转化，合成细胞激酶，如各种白细胞介素、肿瘤坏死因子、前列腺素等。这些炎症的免疫反应主要是病原菌引起，还有出血创伤等也可引起。一方面是为了清除病原微生物保护机体组织；另一方面这些细胞因子具有神经细胞毒性，可以引起胎儿的脑损伤、远期脑瘫、支气管和肺发育不良、脑室内出血、脑白质损伤等。细胞因子通过激活脑白质组织中的星形胶质细胞、小胶质细胞、少突胶质细胞及影响它们的免疫学功能，使脑白质组织的病理生理改变，导致早产儿脑白质损伤的发生。早产儿的脑白质损伤是脑瘫最主要的危险因素，存在脑白质损伤者发生脑瘫的危险性将增加15倍。同时研究发现，有绒毛膜羊膜炎的早产儿发生脑室内出血的风险增加3～4倍。严重宫内感染者可发生死胎。

（3）早产：病原微生物入侵到绒毛膜蜕膜间隙，其释放的内毒素和外毒素激活蜕膜细胞产生各种细胞因子（cytokines，CK），如白细胞介素1（interleukin-1，IL-1）、白细胞介素6（interleukin-6，IL-6）、白细胞介素8（interleukin-8，IL-8）、肿瘤坏死因子（tumor necrosis factor，TNF）等，进而激活前列腺素合成系统（prostaglandins，PGs），合成和释放前列腺素引起子宫收缩。PG致子宫收缩、宫口扩张，反射性促进垂体缩宫素的释放，维持并促进产程进展。同时可以产生蛋白水解酶，水解宫颈附近胎膜的细胞外物质使组织的张力强度降低，胶原纤维减少，胎膜的脆性增加使胎膜破裂。一方面绒毛膜感染使前列腺素降解酶活性降低，从而使前列腺素增多，另一方面是与胎儿相关，胎儿感染激活胎儿下丘脑－垂体－肾上腺轴，胎儿－胎盘释放肾上腺皮质激素释放激素导致皮质激素释放进而增加前列腺素，诱发分娩发动。

宫内感染可以导致早产、胎膜早破，发生在产程中可以导致产程延长、难产、产后出血、产褥期感染等。胎儿和新生儿方面可以导致死胎、胎儿窘迫、胎儿感染，新生儿败血症、新生儿呼吸窘迫综合征、肺炎、颅内出血，甚至新生儿死亡、远期神经系统损伤等。和宫内的早产儿相比无感染的早产儿更易发生脓毒症、脑室内出血。

72. 胎盘病理绒毛膜羊膜炎及细菌培养是诊断宫内感染的金标准

对符合临床诊断标准且胎盘病理阳性者称为临床绒毛膜羊膜炎，对未完全符合临床诊断标准，甚至无临床症状，但依据胎盘病理而诊断的病理称为亚临床绒毛膜羊膜炎，或者称组织学绒毛膜羊膜炎（histological chorioamnionitis，HCA）。临床绒毛膜羊膜炎虽容易诊断，但发生率相对较低，更常见的是亚临床绒毛膜羊膜炎，由于这两种类型无临床表现或临床表现轻微，仅靠胎盘病理检查发现易被临床漏诊。但是胎盘病理需产后数日方可获得，而羊膜腔穿刺获取羊水进行培养因其有创性操作而不易被患者接受。因此，寻找敏感性、特异性高的早期诊断指标尤为重要。

73. 不同因子对宫内感染的预测价值

（1）血清 C 反应蛋白对宫内感染的预测结论不一致

血清 C 反应蛋白是机体炎症反应时产生的一种急性蛋白，由白细胞介素 6 和肿瘤坏死因子 -α（TNF-α）诱导肝实质细胞合成。在正常人体内水平很低,在炎症发生后 4 ~ 6 小时迅速上升,因此是诊断细菌感染的理想指标。Giuseppina 等将血清 C 反应蛋白临界值设在 20mg/L,其诊断胎膜早破合并绒毛膜羊膜炎的敏感度、特异度分别为 54.2% 和 88.1%。然而不同研究得出的结论不完全一致,法国 Jonathan 等研究指出血清 C 反应蛋白是预测 PPROM 并发 HCA 的最佳因子(AUC 0.7),而来自韩国的 Su Ah Kim 的研究指出,血清 C 反应蛋白对 HCA 的预测价值不高,ROC 曲线下面积为 0.617,敏感性为 53%,特异性为 75%。

(2)血清白细胞介素对宫内感染的预测价值存在争议

IL-6、IL-8 在局部产生并通过血循环扩散到全身,吸引中性粒细胞参与炎性反应。国内研究发现,当发生宫内感染时,血清 IL-6、IL-8 升高,其预测绒毛膜羊膜炎的敏感性分别是 85.7% 和 89.8%,特异性分别为 96% 和 92%。尤其是 IL-8 半衰期时间较长,故其敏感性和特异性较其他炎性介质高,且随着破膜时间越长,血清 IL-6、IL-8 水平越高。Gulati 等学者的临床回顾性对照研究证实,IL-6 可以作为预测宫内感染的生物指标,敏感性和特异性均达到 80% 以上,优于 CRP,然而 Jonathan Caloone 等研究发现 IL-6、IL-8 在 HCA 组的浓度明显高于非 HCA 组,但其对 HCA 的预测价值低于 CRP,因此关于 IL-6、IL-8 对感染的预测价值存在争议。

(3)中性粒细胞计数 / 淋巴细胞计数对宫内感染的预测价值尚未得到广泛验证

由于全身性炎症反应会引起循环系统中的淋巴细胞产生免疫

应答，引起中性粒细胞计数增加，淋巴细胞计数减少，因此中性粒细胞计数／淋巴细胞计数已经在多种不同疾病中（如大肠癌、冠心病、心肌梗死等）对于全身性炎症反应有预测价值得到验证。Kim MA 研究发现，联合中性粒细胞与淋巴细胞比值（NLR）对早产的预测价值优于仅以宫颈管缩短作为预测指标，但其对于 PPROM 中宫内感染的预测价值尚未证实。

（4）白细胞计数对宫内感染的预测特异性差

白细胞计数是临床上最常用的诊断感染的血清学指标，白细胞计数的升高往往提示有全身性的感染存在，具有较高的敏感性，但是易受其他部位炎症的影响，因此对宫内感染的预测特异性较差。

（5）羊水白细胞介素对宫内感染的预测应用有限

正常妊娠中期，羊水中可检测到 IL-6、IL-8 等细胞因子，但含量很低，随着孕周增加，羊水中 IL-6、IL-8 逐渐增加，而当病原体侵入引起宫内感染时，白细胞聚集，释放炎性介质，细胞因子 IL-6、IL-8 明显增加。但因羊水检测常需多次进行羊膜腔穿刺，有加重感染及流产等风险，患者不易接受，临床应用也较少。

（6）羊水基质金属蛋白酶（MMPs）可用于预测宫内感染

MMP-9 在孕中期孕妇的羊水中含量极低，在胎膜早破、宫内感染的羊水中明显升高，因此可用来检测宫内感染的发生，对比 PPROM 中绒毛膜羊膜炎组与非绒毛膜羊膜炎组，发现绒毛膜羊膜炎组 MMP-8、MMP-9 的浓度显著高于非绒毛膜羊膜炎组。

国外学者 Maymon 等研究表明，通过羊水检测预测宫内感染比 IL-6 及白细胞计数敏感性更高。近年来国内也有研究证实羊水中 MMP-8 在合并绒毛膜羊膜炎时水平明显提高。近期国内临床研究表明，通过 IL-6、IL-8 及 MMP-9 的联合检测有助于胎膜早破合并宫内感染的早期诊断，并可用于指导临床用药，对确定终止妊娠的最佳时机具有一定临床意义。

（7）TNF-α 对宫内感染的预测价值存在争议

TNF-α 具有多种生物学效应，它可直接作用于 T 细胞、B 细胞、NK 细胞等效应细胞。Thomakos 等发现羊水中 TNF-α 的浓度＞ 6.3pg/ml，对预测羊水培养阳性的敏感性和特异性分别是 78.4% 和 70.1%。国内有文献报道发现 TNF-α 在羊水和母血中的水平是相对独立的，羊水中 TNF-α 水平明显升高，而母血中升高却有限，这可能是由于炎症早期 TNF-α 的产生主要是由绒毛膜和羊膜细胞产生，含量较少，不足以引起母体血清中 TNF-α 的升高，因此血清中 TNF-α 的检测对宫内感染是否有预测价值仍存在争议。

此外，还有相关研究报道了其他众多与宫内感染相关的细胞因子，如肾上腺髓质素原、淀粉样物质、toll 样受体、人绒毛膜促性腺激素等，这些细胞因子将来有望用于宫内感染的预测，然而目前尚没有敏感性及特异性均较高的因子或标记物用于准确预测绒毛膜羊膜炎，不同研究之间也存在争议，需进一步研究。

74. 宫内感染应及时处理

（1）宫内感染一经诊断，应立即应用广谱抗生素：治疗目的是降低胎儿及新生儿发病率及死亡率，需要给胎儿提高有效的抗生素。

（2）宫内感染一经确诊，无论孕周大小应尽快结束妊娠：感染时间越长，产褥病率越高，对新生儿的危险性更取决于胎儿在感染环境内时间的长短，时间越长新生儿感染和死胎的可能性越大，且宫内感染人群中剖宫产率也明显升高。产时静脉给予广谱抗生素可在数分钟内进入胎儿、胎膜和羊水并达到足够的抗菌浓度。但胎儿接受了足够的抗生素后 3 ～ 5 小时内尚不足以改变新生儿的预后，处理的关键在于及早给予足够的抗生素后行剖宫产术。临产后、产程中应连续做胎心监护，如有减速或晚期减速，除外其他原因，则预示胎儿可能酸中毒、胎儿心动过速，持续加速可能是胎儿脓毒症或肺炎的一个表现，应尽快结束分娩并做好新生儿复苏的准备。

（3）终止妊娠方式：已诊断宫内感染者，如不具备阴道分娩条件，则应以剖宫产终止妊娠。如术中发现感染严重、影响子宫收缩、严重出血不止，必要时须切除子宫。

（4）新生儿治疗：新生儿一出生立即行咽、耳、鼻、脐血等细菌培养及药敏试验。体外药敏试验表明，B 族链球菌对青霉素、氨苄西林和头孢霉素均敏感。不等培养结果，宫内感染患者的新生儿可应用青霉素和（或）头孢菌素作为初选药物，当培养明确时再决定其药物种类、用量和疗程。免疫疗法目前尚处于临床试验阶段，可输注少量新鲜血浆增强抗感染能力。

（5）美国国家儿童健康与人类发育研究院、美国妇产科医师学会 2015 年 1 月专家共识对宫内感染的治疗：单纯的发热和可疑或确认 Triple I 本身并不是剖宫产指证。孕妇抗生素治疗的方案与新生儿类似。单纯发热的情况，尤其是在应用硬膜外麻醉的晚期早产和足月患者，可能避免抗生素的使用，监测患者感染的其他症状和体征更为合适。在可疑 Triple I 的病例，抗生素的选择应该以引起宫内感染的常见微生物为指导。总的来说，氨苄西林联合庆大霉素应该可以覆盖绝大部分相关的病原菌。如果进行了剖宫产、分娩后加用覆盖厌氧菌的抗生素（克林霉素或甲硝唑）可以考虑使用，以降低子宫内膜炎的风险。对于可疑或确认 Triple I 的女性在生产过程中使用了抗生素，产后继续使用抗生素并不是必然的，而是用基于产后子宫内膜炎的风险因素。经阴道分娩的女性产后内膜炎的风险不大，因此有望在分娩后停止使用抗生素。对于剖宫产分娩的女性，分娩后单次加用抗生素与长期持续使用的效果一样。产后产妇其他如菌血症、败血症和持续发热的存在等因素将指导抗生素治疗的疗程。孕妇体温的控制可能需要考虑使用退热药物和补液治疗。因为退热药物可能会预防和掩盖更为严重的发热，使用前需要评估感染的可能性。

总之，对于宫内感染的患者，辅助检查可提供重要诊断资料，羊水标本的革兰氏染色和培养是诊断宫内感染的最好方法。结合胎盘胎膜组织学检查确诊组织学绒毛膜羊膜炎或绒毛膜羊膜培养出致病菌是诊断感染的可靠依据，但羊水细菌培养需要较长时间且存在不少假阴性，同时，有创性操作可引起流产、感染的发生，不易被患者接受，另外，羊水细菌培养阳性对临床处理及母儿结局并无影响，而胎盘病理需产后方可获得，对临床处理已为时过晚，这使得这两种方法失去了早期诊断的意义。而宫内感染可导致胎儿窘迫、新生儿死亡、新生儿支气管和肺发育不良、新生儿呼吸窘迫综合征、肺炎、早发型败血症、脑白质软化、脑室内出血及远期神经系统损伤等发生率升高，因此尽早准确诊断宫内感染至关重要。近年来许多研究通过测定不同细胞因子的浓度来预测宫内感染，其中 IL-6、IL-8、TNF-α、MMP-9 等在宫内感染患者的羊水及血清中显著升高，母体血清 CRP 是广泛应用炎症指标。许多研究对 CRP 预测宫内感染的价值存在争议，结果并不一致，其他指标如白细胞计数、中性粒细胞计数等虽然对炎症发生有提示意义，但是敏感性及特异性并不令人满意。目前临床上尚未找到单一敏感性特异性高的因子来预测 HCA，因此我们需要结合临床症状及血清学指标，寻找新的预测 HCA 的方法，提高敏感性及特异性，准确找到终止妊娠的时机，降低母儿不良结局的发生。

参考文献

1. American College of Obstetricians and Gynecologists.Practice Bulletin NO.139: premature rupture of membranes. Obstet Gynecol，2013，122（4）：918-930.

2. Royal College of Obstetricians and Gynecologists（RCOG）.Preterm prelabour rupture of membranes（Green-top guideline No.44）[EB/OL]，2010，2014-09-28. https://www.rcog.org.uk/globalassets/documents/guidelines/gtg44pprom28022011.pdf.

3. Cobo T，Kacerovsky M，Palacio M，et al.A prediction model of histological chorioamnionitis and funisitis in preterm prelabor rupture of membranes：analyses of multiple proteins in the amniotic uid.J Matern Fetal Neonatal Med，2012，25：1995-2001.

4. Park KH，Kim SN，Oh KJ，et al.Noninvasive prediction of intra-amniotic infection and/or in ammation in preterm premature rupture of membranes.Reprod Sci，2012，19（6）：658-665.

5. 王颖，柳萍，时春艳，等．胎盘组织学绒毛膜羊膜炎对早产的影响．中华围产医学杂志，2015，18（8）：606-609.

6. Miura H，Ogawa M，Hirano H，et al.Neutrophil elastase and interleukin-6 in amniotic fluid as indicators of chorioamnionitis and funisitis.Eur J Obstet Gynecol Reprod Biol，2011，158（2）：209–213.

7. Sorokin Y，Romero R，Mele L，et al.Umbilical cord serum interleukine-6，C- reactive protein，and myeloperoxidase concentrations at birth and association with neonatal morbidities and long-term neurodevelopmental outcomes.Am J Perinatol，2014，31（8）：717–726.

8. Canzoneri BJ, Grotegut CA, Swamy GK, et al.Maternal serum interleukin- 6 levels predict impending funisitis in preterm rupture of membranes after completion of antibiotics.J Matern Fetal Neonatal Med, 2012, 25 (8): 1329–1332.

9. Kacerovsky M, Musilova I, Hornychova H, et al.Bedside assessment of amniotic fluid interleukin-6 in preterm prelabor rupture of membranes.Am J Obstet Gynecol, 2014, 211 (4): 385.

10. Chaemsaithong P, Romero R, Korzeniewski SJ, et al.A rapid interleukin-6 bedside test for the identification of intra-amniotic inflammation in preterm labor with intact membranes.J Matern Fetal Neonatal Med, 2016, 29 (3): 349-359.

11. Chaemsaithong P, Romero R, Korzeniewski SJ, et al.A point of care test for interleukin-6 in amniotic fluid in preterm prelabor rupture of membranes: a step toward the early treatment of acute intra-amniotic inflammation/infection.J Matern Fetal Neonatal Med, 2016, 29 (3): 360-367.

12. Perrone G, Anceschi MM, Capri O, et al.Maternal C-reactive protein at hospital admission is a simple predictor of funisitis in preterm premature rupture of membranes.Gynecol Obstet Invest, 2012, 74 (2): 95-99.

13. Caloone J, Rabilloud M, Boutitie F, et al.Accuracy of several maternal seric markers for predicting histological chorioamnionitis after preterm premature rupture of membranes: a prospective and multicentric study.Eur J Obstet Gynecol R B, 2016, 205: 133-140.

14. Su AK, Park KH, Lee SM.Non-Invasive Prediction of Histologic Chorioamnionitis in Women with Preterm Premature Rupture of Membranes.Am J Obstet

Gynecol, 2016, 206 (1): 461-468.

15. Kim MA, Lee BS, Park YW, et al.Serum markers for prediction of spontaneous preterm delivery in preterm labour.Eur J Clin Invest, 2011, 41: 773-780.

16. Trochez-Martinez RD, Smith P, Lamont RF .Use of C-reactive protein as a predictor of chorioamnionitis in preterm prelabour rupture of membranes: a systematic review.Bjog, 2007, 114 (7): 796-801.

17. Ryu HK, Moon JH, Heo HJ, et al.Maternal c-reactive protein and oxidative stress markers as predictors of delivery latency in patients experiencing preterm premature rupture of membranes.Int J Gynaecol Obstet, 2017, 136 (2): 145-150.

18. Moghaddam BL, Mohamadi B, Asghari JM, et al. Maternal serum C- reactive protein in early pregnancy and occurrence of preterm premature rupture of membranes and preterm birth.J Obstet Gynaecol Res, 2012, 38 (5): 780-786.

19. Stepan M, Cobo T, Musilova I, et al.Maternal Serum C-Reactive Protein in Women with Preterm Prelabor Rupture of Membranes.Plos One, 2016, 11 (3): e0150217.

20. Casanueva E, Ripoll C, Meza-Camacho C, et al.Possible interplay between vitamin C deficiency and prolactin in pregnant women with premature rupture of membranes: facts and hypothesis.Med Hypotheses, 2005, 64 (2): 241-247.

21. Abboud P, Zejli A, Mansour G, et al.Amniotic fluid leakage and premature rupture of membranes after amniocentesis.A review of the literature.JGynecol obstet Biol Reprod (Paris), 2000, 29 (8): 741-745.

22. Moore TR.Amniotic fluid dynamics reflect fetal and maternal health and disease.

Obstet Gynecol，2010，116（3）：759-765.

23. 中华医学会妇产科学分会产科学组.胎膜早破的诊断与处理指南（2015）. 中华妇产科杂志，2015，18（1）：161-167.

24. Kim CJ，Romero R，Chaemsaithong P，et al.Acute chorioamnionitis and funisitis：definition，pathologic features，and clinical significance.Am J of Obstet Gynecol，2015，213（4）：29-52.

25. Walsh SR，Cook EJ，Goulder F，et al.Neutrophil- lymphocyte ratio as a prognostic factor in colorectal cancer.J Surg Oncol，2005，91（3）：181–184.

26. Papa A，Emdin M，Passino C，et al.Predictive value of elevated neutrophil-lymphocyte ratio on cardiac mortality in patients with stable coronary artery disease.Clin Chim Acta，2008，395（1-2）：27–31.

27. Nunez J，Nunez E，Bodi V，et al.Usefulness of the neutrophil to lymphocyte ratio in predicting long-term mortality in ST segment elevation myocardial infarction.Am J Cardiol，2008，101（6）：747–752.

28. Kim MA，Lee YS，Seo K.Assessment of predictive markers for placental inflammatory response in preterm births.Plos One，2014，9（10）：e107880.

29. Thomakos N，Daskalakis G，Papapanagiotou A，et al.Amniotic fluid interleukin-6 and tumor necrosis factor-α at mid-trimester genetic amniocentesis：Relationship to intra-amniotic microbial invasion and preterm delivery.Eur J Obstet Gynecol R B，2010，148（2）：147-51.

30. Oh KJ，Park KH，Kim SN，et al.Predictive value of intra-amniotic and serum markers for in ammatory lesions of preterm placenta.Placenta，2011，32（10）：732-736.

31. 时春艳. 羊膜腔感染的诊断和处理. 中华产科急救电子杂志，2013，2（1）：33-36.

32. Higgins RD，Saade G，Polin RA，et al.Evaluation and Management of Women and Newborns With a Maternal Diagnosis of Chorioamnionitis：Summary of a Workshop.Obstet Gynecol，2016，127（3）：426-436.

33. 孙瑜，陈倩，边旭明，等. 北京市七家三级甲等医院宫内感染病例分析. 中华围产医学杂志，2009，12（5）：342-345.

34. Le Ray I，Mace G，Sediki M，et al.Changes in maternal blood inflammatory markers as a predictor of chorioamnionitis：a prospective multicenter study.Am J Reprod Immunol，2015，73（1）：79–90.

35. Gezer A，Parafit-Yalciner E，Guralp O，et al.Neonatal morbidity mortality outcomes in pre-term premature rupture of membranes.J Obstet Gynaecol，2013，33（1）：38-42.

36. Goya M，Bernabeu A，Garcia N，et al.Premature rupture of membranes before 34 weeks managed expectantly：Maternal and perinatal outcomes in singletons.J Matern Fetal Neonatal Med，2013，26（3）：290-293.

37. 中华医学会妇产科学会产科学组. 早产临床诊断与治疗指南. 中华妇产科杂志，2014，49（7）：481-485.

（张梦莹　整理）

胎盘植入的产前预测及孕期管理

75. 胎盘植入的定义

胎盘植入根据侵入程度分为胎盘粘连、植入型胎盘植入、穿透性胎盘植入。自 20 世纪 30 年代由 Hertig 首次报告胎盘植入病例以来，胎盘植入已经逐渐成为导致产后出血、围产期紧急子宫切除和孕产妇死亡的重要原因。胎盘植入（morbidly adherent placenta，MAP）是指胎盘绒毛不同程度侵入子宫肌层。根据胎盘植入子宫肌层程度，将其分为胎盘粘连（placenta accreta，PA）、植入性胎盘植入（placenta increta，PI）和穿透性胎盘植入（placenta percreta，PP）。其中，PA 是指突破蜕膜基底层，胎盘绒毛与子宫肌层粘连；PI 是指胎盘绒毛侵入子宫肌层；PP 是指胎盘绒毛侵及子宫全层，并到达浆膜层甚至侵入子宫比邻器官。

76. 胎盘植入的发病机制

胎盘植入的发病机制还未明确。最早的观点认为，胎盘植入的发生是由于滋养层细胞功能的缺陷，导致其与子宫肌层发生过度粘连甚至侵入肌层。目前公认的理论认为，内膜与肌层界面之间的继发缺陷（如内膜手术史或异常解剖结构）导致局部子宫内膜无法完成正常蜕膜化，进而使滋养层细胞与肌层直接接触并侵入其中。Tantbirojn等人2008年发表在《Placenta》杂志的数据表明，78.9%的胎盘植入病例存在既往内膜损伤史，如剖宫产史、清宫史或肌瘤剔除术史。另外，胎盘滋养细胞的异常侵袭及母体子宫瘢痕处的血管重塑缺陷也是胎盘植入的可能机制。

77. 胎盘植入的发病率逐年增加

近年来，随着剖宫产率的逐渐升高，胎盘植入（包括胎盘粘连、植入性胎盘植入和穿透性胎盘植入）的发生率也较前有明显增加。20世纪70年代，胎盘植入的发生率是1：4027。20世纪80年代，胎盘植入的发生率是1：2510。在21世纪初，胎盘植入的发生率是1：533。我国有关研究胎盘植入发生率的文章相对较少，我院1993—2002年的数据显示，胎盘植入的发病率为1：2000；2008年，来自北京协和医院1997—2007年的数据显示，胎盘植入的发生率为1：385。不同文献中胎盘植入患病率差异可能与胎盘植入的诊断及研究人群范围有关系，有的研究以病理结果诊断胎盘植入，而有的研究以术中所见或病理结果诊断胎盘植入；还有些研究以医院孕妇为研究人群，而有些研究以某一地区全体孕妇为研究人群。各个研究中发病率虽有差异，但胎盘植入发病率仍呈逐年增加的趋势。而就我国而言，剖宫产率常年居高不下，随着二胎政策的开放，剖宫产后再次妊娠的人数增加，导致胎盘植入的发生率明显增加。

78. 前置胎盘和剖宫产史是胎盘植入主要高危因素

在胎盘植入的高危因素中，既往剖宫产史的次数及前置胎盘都是胎盘植入的独立高危因素，胎盘植入的发生率会随着既往剖宫产次数的增加而增加，而同时合并前置胎盘的患者较不合并前置胎盘的患者，其胎盘植入的患病率也明显增加，如表11所示。

表 11　不同剖宫产次数与前置胎盘对胎盘植入发生率的影响

剖宫产次数	合并前置胎盘			不合并前置胎盘
	Clark，et al 1985	Miller，et al. 1997	Silver，et al. 2006	NIH，2010
0	5%	3.5%	3.3%	
1	24%	14.7%	11%	0.3%
2	47%	30.0%	40%	0.6%
3	40%		61%	2.4%
4	67%		67%	

其他高危因素包括子宫手术史（如穿透内膜的子宫肌瘤剔除术、宫腔镜下宫腔粘连分离术、宫角妊娠去除术、分段诊刮术、

子宫内膜去除术）、瘢痕妊娠、高龄（大于 35 岁）、辅助生殖技术等。

79. 准确的产前诊断有助于改善母儿结局

文献研究表明，产前尽可能准确地诊断胎盘植入将为多学科合作诊治提供时间进行充分术前评估，以减少手术并发症，如术中出血、弥漫性血管内凝血（DIC）、感染及膀胱损伤等的发生，从而改善母儿结局。在 Warshak CR 和 Tikkanen M 的研究中都表明，胎盘植入的术前诊断将明显改善母儿结局。Warshak CR 等人对 62 例术前诊断胎盘植入病例与 37 例术中发现的胎盘植入病例的母儿结局进行比较发现，术前诊断的胎盘植入将有效地减少术中出血 [（2344±1.7）ml *vs.*（2951±1.8）ml，$P=0.053$] 及输血 [（4.7±2.2）U *vs.*（6.9±1.8）U，$P=0.02$]，但新生儿转入新生儿重症监护室（NICU）发生率（86% *vs.* 60%，$P=0.005$）及新生儿平均住院日 [（10.7±1.9）天 *vs.*（6.9±2.1）天，$P=0.006$] 均较术中发现胎盘植入较高，这可能与术前发现的胎盘植入相对较严重、分娩周数较小有关，从而增加新生儿转入 NICU 的发生率及新生儿平均住院日。在 Tikkanen M 等人的研究中，术前诊断的胎盘植入在术中出血（4500 ml *vs.* 7800 ml，$P=0.012$）及输血（7 U *vs.* 13.5 U，$P=0.026$）方面均较术中发现的胎盘植入明显减少，具有显著性差异。因此，我们要利用胎盘植入的临床特点及影像学表现尽可能地提高术前诊断胎盘植入的敏感性和特异性，从而进一步改善预后。

80. 超声是用于胎盘植入产前诊断的有效手段

ACOG 关于胎盘植入的指南中指出，二维超声是产前诊断胎盘植入的有效手段，它的敏感性在 77%～87%，特异性在 96%～98%，阳性预测值在 65%～93%，阴性预测值在 98%。2013 年由 F.D'Antonio 发表的有关"通过超声对胎盘植入进行产前预测"的 Meta 分析纳入 23 项研究，共 3707 例病例，最终超声诊断的敏感性为 90.7%（95% *CI*：87.2%～93.6%），特异性是 96.9%（95% *CI*：96.3%～97.5%），阳性比值比为 11（95% *CI*：6.1～20.0），阴性比值比为 0.16（95% *CI*：0.11～0.23），诊断比值比为 98.59（95% *CI*：48.8～199.0）。但在 Zachary SB 等人的单中心研究中，选取了 55 例胎盘植入患者和 56 例对照组，超声诊断胎盘植入的敏感性为 53.5%，准确性为 65.8%，特异性为 88.1%，这与该研究中仅对根据纳入病例的影像学表现来进行判断有关。

但目前仍没有统一的超声影像学表现来明确诊断胎盘植入，并进一步对胎盘植入的深度进行预测。孕早期 B 超提示胎盘植入的主要指标为卵黄囊，位于子宫下段，紧邻或低于子宫切口瘢痕处，孕早期 B 超发现瘢痕妊娠的患者在妊娠中、晚孕期易发生胎盘植入。中、晚孕期超声预测的指标包括：①胎盘内多个无回声区出现对于胎盘植入的预测有较高的预测价值，敏感性为 79%，阳性预测值为 92%（图 14）。②胎盘后不规则的低回声区，该指标的准确率可达 93%，但敏感性为 52%，特异性为 57%，假阳性率在 21% 以上，然而该指标不能单独用于评估胎盘植入，因为它是与角度相关的，而且在正常前壁胎盘中也会存在（图 15）。③子宫浆膜与膀胱界限（膀胱线）异常，包括中断、变厚、不规则及丰富血流信号，该指标具有较高的敏感性和特异性（图 16）。④胎盘绒毛与子宫肌层界限不清（图 17）。⑤胎盘后肌层变薄（厚度小于 1 mm）（图 18）。⑥胎盘侵及宫颈或膀胱（图 19）。⑦ Doppler 超声下胎盘内低回声内丰富的血流信号也与胎盘植入相关（图 20）。多普勒彩色超声可用于协助评估胎盘植入的深度，指标包括胎盘内局部或散在空泡血流、血窦形成、子宫浆膜膀胱间隙血管形成、胎盘后静脉丛。三维超声也可用于评估胎盘植入，Collins 等的研究中发现，三维超声的敏感性可达到 100%，特异性是 92%。

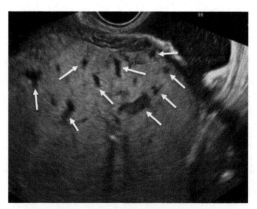

图 14　胎盘内多个无回声区（彩图见彩插 2）

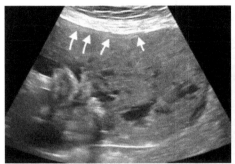

图 15　胎盘后间隙消失
（彩图见彩插 3）

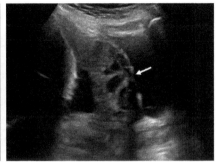

图 16　子宫浆膜与膀胱界限（膀胱线）
（彩图见彩插 4）

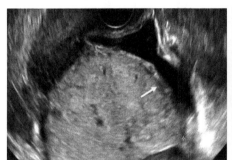

图 17　胎盘绒毛与子宫肌层界限不清
（彩图见彩插 5）

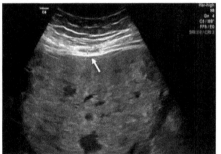

图 18　胎盘后肌层变薄（厚度小于 1mm）
（彩图见彩插 6）

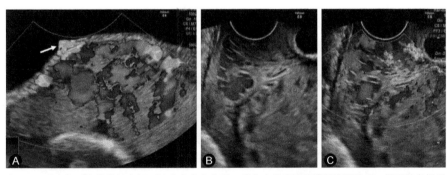

注：A：胎盘与子宫浆膜层之间可见丰富血流信号，部分血管穿透浆膜层达膀胱壁，提示胎盘累及膀胱壁。

　　B：宫颈缩短，宫颈前唇正常形态失常，前唇内可见多个不规则无回声区，与胎盘界限不清。

　　C：宫颈内可见丰富血窦样回声，提示胎盘累及宫颈。

图 19　胎盘侵及宫颈或膀胱（彩图见彩插 7）

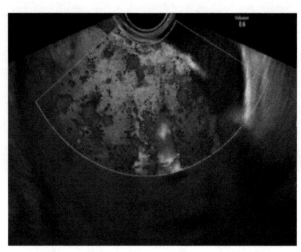

图 20　Doppler 超声下胎盘内低回声内丰富的血流信号（彩图见彩插 8）

Rac、Gilboa 及 Tovbin 等人分别根据超声指标进行超声评分，这可以明显提高胎盘植入诊断的准确性。其中，Rac 等人的产前预测模型中也应用了 Logistic 回归模型得出一预测公式。但这 3 项研究中，仅将剖宫产史次数列入评分系统，并未将其他高危因素如年龄、孕次、既往宫腔手术史等列在评分系统中。我院基于多中心的胎盘植入临床资料，建立了预测胎盘植入不同程度的模型，用于指导不同胎盘植入程度手术方式的选择。

81. 核磁共振成像可用于辅助胎盘植入的诊断

核磁共振成像（magnetic resonance imaging，MRI）作为 B 超诊断胎盘植入的辅助诊断，可以对胎盘植入的侵入深度及浸润深度有更准确的描述，目前多用于评估子宫后壁胎盘植入，以及评估胎盘侵入子宫肌层的深度及宫旁组织和膀胱受累程度。此外，Antonio 等人在 2014 年就 MRI 在胎盘植入产前预测价值进行了 Meta 分析，该研究涵盖了 18 项临床数据，共 1010 例病例，本研究发现 MRI 预测胎盘植入的敏感性为 94.4%（95%CI：86.0% ～ 97.9%），特异性为 84.4%（95%CI：76.0% ～ 89.8%），阳性比值比为 5.91（95%CI：3.73 ～ 9.39），阴性比值比为 0.07（95%CI：0.02 ～ 0.18）。MRI 的指标包括：子宫凸向膀胱、胎盘内异常密度灶、T2W 信号下胎盘内黑色区域、局部肌层不连续及膀胱的遮盖。

82. 胎盘植入的手术原则

对于考虑胎盘植入的患者，应每 3 ～ 4 周进行 1 次超声检查，以评估胎盘位置、胎盘植入程度及胎儿发育情况。一般建议于妊娠 34 ～ 35 周在多学科合作模式下终止妊娠可以减少死亡率的发生。

在美国，有关胎盘植入的临床处理并未达成共识，大多数医生仍认为子宫切除术是胎盘植入的主要治疗方式，仅有 14.9% ～ 32.0% 的医生会尝试进行保留子宫的手术。对于考虑为胎盘植入的患者，应建议转入三级诊疗中心，并启动多学科合作。Alexandra 等和 Alireza 等的研究中发现，多学科合作诊疗模式能明显改善母儿不良结局，多学科诊疗团队包括母胎医学专家、麻醉科医生、新生儿科医生、介入血管外科医生、血库及护士，此外，对于涉及膀胱和宫旁组织的手术操作，做好随时进行泌尿外科及妇科联合手术的准备。

美国母胎医学会（the society for maternal-fetal medicine，SMFM）及 ACOG 在指南中指出：在术前胎盘植入诊断基本明确的情况下，胎儿娩出后原位保留胎盘，并直接行子宫切除术是目前胎盘植入的推荐手术方式；对于有强烈保留生育力愿望的女性来讲，剖宫产后子宫切除术并不作为一线手术方式，因此要进行个性化处理。

2015 年，中华医学会围产医学分会发布了我国胎盘植入诊治指南，该指南以 2012 年 ACOG 颁布的专家共识为蓝本，制定了我国胎盘植入诊治流程，其中就分娩后子宫的处理，指南中仍然指出子宫切除是治疗胎盘植入合并产后出血的主要措施。但随着近些年不同血管阻断方法的应用，越来越多的学者认为，胎盘植入保留子宫的手术治疗可减少子宫切除率及严重不良结局的发生。Sentilhes 等人总结法国 1993—2004 年 25 家三级甲等医院 167 例胎盘植入患者进行研究，有 131 例（78.4%）患者保留子宫，并且部分或完全保留胎盘，有 18 名患者在分娩后 24 小时内因产后出血行子宫切除术，另有 18 例在分娩后 3 个月内行子宫切除术，有 10 例患者发生严重并发症（如败血症、膀胱子宫瘘、子宫坏死），在产后随访的 116 例保留子宫的患者中，有 87 例（75%）患者的胎盘可自行吸收，其吸收时间的中位数为分娩后 13.5 周。Daney 等人报道 2007—2014 年有 80% 的患者成功保留子宫。在本研究中发现，采取保留子宫手术的病例逐年增加，从 2011 年的 76.1% 到 2015 年的 87.84%。

随着近些年术前介入方法应用，国内许多学者采取综合措施在尽量控制手术中出血的情况下尽量保留子宫，并积累了一定的经验。

83. 止血带在胎盘植入手术中的应用

Tomoaki 等人提出可通过止血带捆扎子宫下段减少胎盘植入患者的出血，止血带捆扎作为一种简单易行的操作，不受医院级别的限制，可以在基层医院开展，为术中下一步处理提供时间和准备，也可以与其他止血措施如子宫压迫缝合、动脉栓塞等结合应用。

我院妇产科结合以往手术经验，开创了一种新的手术方式——止血带捆绑子宫下段环形蝶式缝扎术，即胎儿娩出后将止血带捆绑在子宫下段，子宫出血减少后人工剥离胎盘，胎盘剥离后进行环形蝶式缝扎术。具体操作方式有 2 种，方法 1 是在子宫下段宫腔内反折加固；方法 2 是在子宫前壁外面反折折回加固，如图 21 所示（图 A 和图 B 为方法 1 子宫前面观和子宫后面观；图 C 为方法 2 子宫前面观）。

我院总结了 2012 年 4 月至 2014 年 11 月共 12 例应用此手术方式的胎盘植入患者的临床结局。12 例手术无一失败，其中患者术中出血量中位数为 1000（400～2000ml），其中 3 例患者出血量＜ 1000 ml；2 例患者未进行红细胞输注，其余 10 例患者输注红细胞的中位数为 400（400 ～ 1200 ml）；平均手术时间均为 7 天。提示止血带捆绑全子宫血管、子宫下段环形蝶式缝扎术能够有效地减少出血、保留子宫。

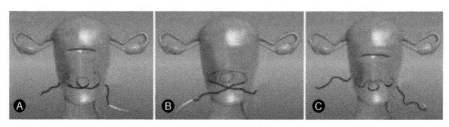

图 21　止血带捆绑子宫下段环形蝶式缝扎术示意（彩图见彩插 9）

84. 腹主动脉球囊阻断的应用

自 Hughes 等人在 1954 年首次报道了通过介入血管外科技术来减少术中出血，目前，有关通过介入血管外科技术控制产科出血的病例报道逐渐增多，其方法主要包括动脉球囊阻断和子宫动脉栓塞。动脉球囊阻断是指在术前将一球囊导管放入动脉中，在胎儿娩出后扩张球囊来减少术中出血，以更好地暴露手术视野，该球囊可置入双侧髂总、髂内动脉或子宫动脉，也可将球囊放置在腹主动脉。但由于子宫血供丰富，单纯地阻断髂内动脉或髂总动脉并不能完全切断子宫的血供，而且与放置双侧球囊相比，单侧放置腹主动脉球囊操作简单。在 Panici 等人的研究中，对 15

例胎盘植入患者使用了腹主动脉球囊阻断技术，仅有 2 例行子宫切除术，平均出血量为 950 ml（四分位数 790 ～ 1100 ml），输血量为 0（0 ～ 1 U），并且无并发症的发生。郑州大学第一附属医院妇产科总结了 45 例应用腹主动脉球囊胎盘植入患者的临床数据，其中有 4 例行次全子宫切除术，平均出血量为 835 ml（范围 200 ～ 6000 ml），有 17 例患者进行了输血，平均输血量为 1.7 U 悬浮红细胞；仅有 2 例（4.4%）出现了并发症，1 例患者出现下肢动脉血栓，1 例股神经的缺血损伤。2016 年，郑州大学第一附属医院总结了 268 例胎盘植入的患者临床资料，将其分为腹主动脉球囊阻断组（A 组：230 例）和非腹主动脉球囊阻断组（B 组：38 例），发现 A 组在手术时间、出血量、PT 时间、子宫切除的发生率、输血量、产后出血及入住监护室时间等方面均小于 B 组，并具有统计学差异（$P < 0.05$），但在新生儿评分及下肢血栓形成方面并无统计学差异（$P > 0.05$）。在 Angstmann 等人的研究中发现，在胎儿娩出后行子宫动脉栓塞术将有效减少出血（553 ml *vs.*4517 ml，$P=0.0001$），输血量（0.5 U *vs.*7.9 U，$P=0.0013$）及麻醉时间（2.7 小时 *vs.*6.6 小时，$P=0.0001$），但住院日及进入 ICU 未见显著性差异。

85. 胎盘的处理方式

在 Oyelese 等、Wong 等及 Eller 等的研究中都显示，对于胎盘植入的患者，原位保留胎盘并行子宫切除术可以减少术中出血及其他并发症的发生。然而近些年，有关保留子宫的胎盘植入手术的理念在全世界再次兴起，尤其是在欧洲。当切除子宫会引起更大出血风险的情况下，可考虑保留子宫，甚至保留胎盘，即胎儿娩出后将胎盘保留在原位，结扎脐带插入胎盘处，随后常规缝合子宫，术中应用缩宫素、子宫压迫缝合、宫腔填塞以及子宫动脉栓塞或结扎的方法来防止产后出血，之后再通过宫腔镜去除胎盘残留物。原位保留胎盘并加用甲氨蝶呤的治疗方法已被试用，但并没有明确改善预后的证据。Charlotte 等人用 Meta 分析的方法比较了保留子宫的短期预后，有 53% 的患者发生严重阴道出血，6% 发生败血症，19% 患者切除子宫，0.3% 死亡率，67%（15% ～ 73%）的患者再次妊娠。

Palacios 等、Chandraharan 等及 Clausen 等人都分别报道了保留子宫同时切除胎盘等成功经验，对于局部胎盘植入的患者，可以局部切除胎盘植入处的子宫肌壁，再缝合切口。Teixidor 等人提出了在胎盘植入患者保留子宫手术中应用三步法（Triple-P procedure）：①术前通过 B 超确定胎盘位置，在胎盘上缘选择切口并娩出胎儿；②应用动脉球囊进行止血；③切除胎盘植入部分子宫肌壁，进行子宫肌壁重建。该研究中 19 人采用了这种切除胎盘的方法，11 人采用了保留胎盘，比较两组母亲结局，发现切除胎盘组在产后出血（15.8% vs.54.5%，$P=0.035$）、子宫切除率（0% vs.27.3%，$P=0.045$）方面均少于对照组。

86. 胎盘植入的手术改进及评价

胎盘植入引起无法控制的出血是围产期切除子宫的主要手术指征，无论是切除子宫还是保留子宫的胎盘植入手术，最主要的问题都是尽可能地减少产时及产后出血的发生。常用的防止出血的措施有血管阻断术（动脉球囊阻断，动脉栓塞，止血带，动脉结扎）、子宫压迫缝合术及宫腔填塞术。国内许多学者采取综合措施在保证生命安全、控制手术中出血的前提下保留子宫，并积累了一定的经验。

我院妇产科提出的剖宫产手术中止血带捆绑下行子宫下段环形蝶式缝扎术，对没有条件开展进行腹主动脉（或髂内动脉、子宫动脉）介入预置球囊手术的医疗机构尤为适合。华中医科大学同济医院曾万江教授团队提出了子宫下段螺旋式缝合成形术，该手术在胎儿娩出后，首先采用沙氏钳 (Satinsky 钳) 钳夹双侧子宫血管，然后清除胎盘组织，在子宫血管有效阻断的情况下，钝性分离与锐性分离相结合快速、彻底地清除胎盘组织，最后行子宫下段螺旋式缝合成形术。郑州大学第一附属医院赵先兰教授报道了该团队近年来采用剖宫产时行腹主动脉球囊阻断下的子宫修复成形术。该术式的要点在于：①腹主动脉内球囊充盈阻断血流后，钝性分离子宫膀胱，反折腹膜，下推膀胱；②将部分菲薄的子宫前壁或子宫浆膜连同局部植入胎盘一并切除，避免了直接剥离胎盘时，因胎盘大面积穿透性植入子宫肌壁导致胎盘剥离困难，剥离面出血；③对于植入膀胱后壁，甚至穿透膀胱后壁者，分离并下推部分子宫膀胱反折腹膜至胎盘植入膀胱处，切除已经游离的部分子宫前壁连同胎盘，由于腹主动脉血流被球囊阻断，可以轻柔取出植入膀胱壁的胎盘，然后再进行缝合止血；④对于宫颈管内充满胎盘组织的大面积胎盘植入，该术式切除了部分子宫前壁，甚至部分宫颈管前壁，使术野变浅，易于暴露及止血操作。通过术式改进，该研究中 62 例凶险性前置胎盘合并大面积胎盘穿透性植入的术中出血量及子宫切除率明显低于文献报道，值得在临床上推广。

通过临床上综合性手术处理方法的不断改进，有利于临床医生开拓思路，高效地处理凶险性前置胎盘病例。但在此探索过程中，亦有些问题值得注意。第一，尽管凶险性前置胎盘伴穿透性胎盘植入剖宫产术时，放置腹主动脉球囊进行血流阻断可以明显减少术中出血，但随着这一技术临床应用增多，也陆续出现一些如血流阻断时间过久，或阻断过度导致的缺血及手术后栓塞等相关并发症。所以，建议对该类患者，术前一定通过超声检查（有条件者也可结合 MRI）评估胎盘植入程度，以便合理选择该类技术，以防过度应用。第二，应重视手术后随访，了解不同术式的子宫复旧及月经恢复情况， 同时应加强产后避孕宣教。第三，需要切记的是，处理的基本原则是患者安全第一，减少出血。在安全的前提下，保留子宫和生育功能。

参考文献

1. Irving FC , Hertig AT.A study of placenta accreta.J Surg Gynecol Obstet，1937，64：178-200.

2. Wong HS，Cheung YK，Zuccollo J，et al.Evaluation of sonographic diagnostic criteria for placenta accreta.Journal of Clinical Ultrasound，2008，36（9）：551-559.

3. Jauniaux E，Jurkovic D.Placenta accreta: pathogenesis of a 20th century iatrogenic uterine disease. Placenta，2012，33（4）：244.

4. Fox H，Sebire，N. Pathology of the placenta. 3rd edn.Philadelphia（PA）：Saunders-Elsevier，2007.

5. Benirschke K，Burton GJ，Baergen RN.Pathology of the human placenta. 6th edn.Berlin: Springer-Verlag，2012.

6. Tantbirojn P，Crum CP，Parast MM.Pathophysiology of placenta creta: the role of decidua and extravillous trophoblast.Placenta，2008，29（7）：639-645.

7. Jauniaux E，Jurkovic D.Placenta accreta: pathogenesis of a 20th century iatrogenic uterine disease.Placenta，2012，33（4）：244-251.

8. Miller DA，Chollet JA，Goodwin TM.Clinical risk factors for placenta previa-placenta accreta.Am J Obstet Gynecol，1997，177（1）：210-214.

9. Wu S，Kocherginsky M，Hibbard JU.Abnormal placentation: twenty-year analysis.Am J Obstet Gynecol，2005，192（5）：1458-1461.

10. 薛晴，杨慧霞.胎盘植入临床病历及文献分析.中国全科医学，2004，7（14）：1046-1047.

11. 张超，刘欣燕，范光升，等.中晚期妊娠胎盘植入患者的临床分析.中华妇产科杂志, 2008, 43 (7): 506-509.

12. Fitzpatrick KE, Sellers S, Spark P, et al.Incidence and risk factors for placenta accreta/increta/percreta in the UK: a national case-control study.PLoS One, 2012, 7 (12): e52893.

13. Cheng KK, Lee MM.Rising incidence of morbidly adherent placenta and its association with previous caesarean section: a 15-year analysis in a tertiary hospital in Hong Kong.Hong Kong Med J, 2015, 21 (6): 511-517.

14. Silver RM, Landon MB, Rouse DJ, et al.Maternal morbidity associated with multiple repeat cesarean deliveries. Obstet Gynecol, 2006, 107 (6): 1226-1232.

15. Cunningham FG, Bangdiwala SI, Brown SS, et al.NIH consensus development conference draft statement on vaginal birth after cesarean: new insights.NIH Consens State Sci Statements, 2010, 27 (3): 1-42.

16. Warshak CR, Ramos GA, Eskander R, et al.Effect of predelivery diagnosis in 99 consecutive cases of placenta accreta.Obstet Gynecol, 2010, 115 (1): 65-69.

17. Tikkanen M, Paavonen J, Loukovaara M, et al.Antenatal diagnosis of placenta accreta leads to reduced blood loss.Acta Obstet Gynecol Scand, 2011, 90 (10): 1140-1146.

18. Committee on Obsteric Praceice. Committee opinion no.529: placenta accreta. Obstet Gynecol, 2012, 120 (1): 207-211.

19. D'Antonio F, Iacovella C, Bhide A.Prenatal identification of invasive placentation using ultrasound: systematic review and meta-analysis.Ultrasound Obstet Gynecol, 2013, 42 (5): 509-517.

20. Bowman ZS，Eller AG，Kennedy AM，et al.Accuracy of ultrasound for the prediction of placenta accreta.Am J Obstet Gynecol，2014，211（2）：177.e1-7.

21. Jauniaux E，Collins SL，Jurkovic D，et al.Accreta placentation: a systematic review of prenatal ultrasound imaging and grading of villous invasiveness.Am J Obstet Gynecol，2016，215（6）：712-721.

22. Comstock CH，Lee W，Vettraino IM，et al.The early sonographic appearance of placenta accreta.J Ultrasound Med，2003，22（1）：19-23；quiz 24-16.

23. Stirnemann JJ，Mousty E，Chalouhi G，et al.Screening for placenta accreta at 11-14 weeks of gestation.American Journal of Obstetrics and Gynecology，2011，205（6）：547.e541-547.

24. Timor-Tritsch IE，Monteagudo A，Cali G，et al.Cesarean scar pregnancy is a precursor of morbidly adherent placenta.Ultrasound Obstet Gynecol，2014，44（3）：346-353.

25. Comstock CH，Love JJ Jr.Bronsteen RA，et al.Sonographic detection of placenta accreta in the second and third trimesters of pregnancy.Am J Obstet Gynecol，2004，190（4）：1135-1140.

26. Gielchinsky Y，Mankuta D，Rojansky N，et al.Perinatal outcome of pregnancies complicated by placenta accreta.Obstet Gynecol，2004，104（3）：527-530.

27. Comstock CH.Antenatal diagnosis of placenta accreta: a review.Ultrasound Obstet Gynecol，2005，26（1）：89-96.

28. Rac MW，Dashe JS，Wells CE，et al.Ultrasound predictors of placental

invasion: the Placenta Accreta Index.Am J Obstet Gynecol, 2015, 212 (3): 343. e341-347.

29. Berkley EM, Abuhamad AZ.Prenatal diagnosis of placenta accreta: is sonography all we need? J Ultrasound Med, 2013, 32 (8): 1345-1350.

30. Chou MM, Ho ES, Lee YH.Prenatal diagnosis of placenta previa accreta by transabdominal color Doppler ultrasound.Ultrasound Obstet Gynecol, 2000, 15 (1): 28-35.

31. Twickler DM, Lucas MJ, Balis AB, et al.Color flow mapping for myometrial invasion in women with a prior cesarean delivery.J Matern Fetal Med, 2000, 9 (6): 330-335.

32. Shih JC, Palacios Jaraquemada JM, Su YN, et al.Role of three-dimensional power Doppler in the antenatal diagnosis of placenta accreta: comparison with gray-scale and color Doppler techniques.Ultrasound Obstet Gynecol, 2009, 33 (2): 193-203.

33. Collins SL, Stevenson GN, Al-Khan A, et al.Three-Dimensional Power Doppler Ultrasonography for Diagnosing Abnormally Invasive Placenta and Quantifying the Risk.Obstet Gynecol, 2015, 126 (3): 645-653.

34. Gilboa Y, Spira M, Mazaki-Tovi S, et al.A novel sonographic scoring system for antenatal risk assessment of obstetric complications in suspected morbidly adherent placenta.J Ultrasound Med, 2015, 34 (4): 561-567.

35. Tovbin J, Melcer Y, Shor S, et al.Prediction of morbidly adherent placenta using a scoring system.Ultrasound Obstet Gynecol, 2016, 48 (4): 504-510.

36. D'Antonio F, Iacovella C, Palacios-Jaraquemada J, et al.Prenatal identification

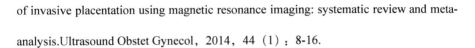
of invasive placentation using magnetic resonance imaging: systematic review and meta-analysis.Ultrasound Obstet Gynecol，2014，44（1）：8-16.

37. 中华医学会围产医学分会，中华医学会妇产科学分会产科学组.胎盘植入诊治指南（2015）.中华围产医学杂志，2015，（7）：481-485.

38. Shamshirsaz AA，Fox KA，Salmanian B，et al.Maternal morbidity in patients with morbidly adherent placenta treated with and without a standardized multidisciplinary approach.Am J Obstet Gynecol，2015，212（2）：218.e211-219.

39. Eller AG，Bennett MA，Sharshiner M，et al.Maternal morbidity in cases of placenta accreta managed by a multidisciplinary care team compared with standard obstetric care.Obstet Gynecol，2011，117（2 Pt 1）：331-337.

40. Esakoff TF，Handler SJ，Granados JM，et al.PAMUS: placenta accreta management across the United States.J Matern Fetal Neonatal Med，2012，25（6）：761-765.

41. Jolley JA，Nageotte MP，Wing DA，et al.Management of placenta accreta: a survey of Maternal-Fetal Medicine practitioners.J Matern Fetal Neonatal Med，2012，25（6）：756-760.

42. Belfort MA.Placenta accreta.Am J Obstet Gynecol，2010，203（5）：430-439.

43. Sentilhes L，Ambroselli C，Kayem G，et al.Maternal outcome after conservative treatment of placenta accreta.Obstet Gynecol，2010，115（3）：526-534.

44. Hequet D，Ricbourg A，Sebbag D，et al.[Placenta accreta: screening, management and complications].Gynecol Obstet Fertil，2013，41（1）：31-37.

45. Daney de Marcillac F，Lecointre L，Guillaume A，et al.[Maternal morbidity

and mortality associated with conservative management for placenta morbidly adherent (accreta) diagnosed during pregnancy.Report of 15 cases].J Gynecol Obstet Biol Reprod (Paris), 2016, 45 (8): 849-858.

46. Steins Bisschop CN, Schaap TP, Vogelvang TE, et al.Invasive placentation and uterus preserving treatment modalities: a systematic review.Arch Gynecol Obstet, 2011, 284 (2): 491-502.

47. 杨慧霞, 余琳, 时春艳, 等.止血带捆绑下子宫下段环形蝶式缝扎术治疗凶险性前置胎盘伴胎盘植入的效果.中华围产医学杂志, 2015, (7): 497-501.

48. Wei X, Zhang J, Chu Q, et al.Prophylactic abdominal aorta balloon occlusion during caesarean section: a retrospective case series.Int J Obstet Anesth, 2016, 27: 3-8.

49. Ikeda T, Sameshima H, Kawaguchi H, et al.Tourniquet technique prevents profuse blood loss in placenta accreta cesarean section.J Obstet Gynaecol Res, 2005, 31 (1): 27-31.

50. Hughes CW.Use of an intra-aortic balloon catheter tamponade for controlling intra-abdominal hemorrhage in man.Surgery, 1954, 36 (1): 65-68.

51. Gonsalves M, Belli A.The Role of Interventional Radiology in Obstetric Hemorrhage.CardioVascular and Interventional Radiology, 2010, 33 (5): 887-895.

52. Minas V, Gul N, Shaw E, et al.Prophylactic balloon occlusion of the common iliac arteries for the management of suspected placenta accreta/percreta: conclusions from a short case series.Archives of Gynecology and Obstetrics, 2015, 291 (2): 461-465.

53. Sadashivaiah J, Wilson R, Thein A, et al.Role of prophylactic uterine artery balloon catheters in the management of women with suspected placenta accreta.

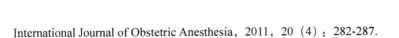
International Journal of Obstetric Anesthesia，2011，20（4）：282-287.

54. Panici PB，Anceschi M，Borgia ML，et al.Intraoperative aorta balloon occlusion: fertility preservation in patients with placenta previa accreta/increta.Journal of Maternal-Fetal & Neonatal Medicine，2012，25（12）：2512-2516.

55. Wu Q，Liu Z，Zhao X，et al.Outcome of Pregnancies After Balloon Occlusion of the Infrarenal Abdominal Aorta During Caesarean in 230 Patients With Placenta Praevia Accreta.CardioVascular and Interventional Radiology，2016，39（11）：1573-1579.

56. Angstmann T，Gard G，Harrington T，et al.Surgical management of placenta accreta: a cohort series and suggested approach.Am J Obstet Gynecol，2010，202（1）：38.e31-39.

57. Oyelese Y，Smulian JC.Placenta previa，placenta accreta，and vasa previa. Obstet Gynecol，2006，107（4）：927-941.

58. Wong HS，Hutton J，Zuccollo J，et al.The maternal outcome in placenta accreta: the significance of antenatal diagnosis and non-separation of placenta at delivery. N Z Med J，2008，121（1277）：30-38.

59. Eller AG，Porter TF，Soisson P，et al.Optimal management strategies for placenta accreta.Bjog，2009，116（5）：648-654.

60. Fox KA，Shamshirsaz AA，Carusi D，et al.Conservative management of morbidly adherent placenta: expert review.Am J Obstet Gynecol，2015，213（6）：755-760.

61. Legendre G，Zoulovits FJ，Kinn J，et al.Conservative management of placenta

accreta: hysteroscopic resection of retained tissues.J Minim Invasive Gynecol, 2014, 21 (5): 910-913.

62. Mussalli GM, Shah J, Berck DJ, et al.Placenta accreta and methotrexate therapy: three case reports.J Perinatol, 2000, 20 (5): 331-334.

63. 杨慧霞. 凶险性前置胎盘伴穿透性胎盘植入手术方法的改进与评价. 中华围产医学杂志, 2017, 20(9): 630-631.

64. Butt K, Gagnon A, Delisle MF.Failure of methotrexate and internal iliac balloon catheterization to manage placenta percreta.Obstet Gynecol, 2002, 99 (6): 981-982.

65. Palacios Jaraquemada JM, Pesaresi M, Nassif JC, et al.Anterior placenta percreta: surgical approach, hemostasis and uterine repair.Acta Obstetricia et Gynecologica Scandinavica, 2004, 83 (8): 738-744.

66. Chandraharan E, Rao S, Belli AM, et al.The Triple-P procedure as a conservative surgical alternative to peripartum hysterectomy for placenta percreta. International Journal of Gynecology & Obstetrics, 2012, 117 (2): 191-194.

67. Clausen C, Lönn L, Langhoff-Roos J.Management of placenta percreta: a review of published cases.Acta Obstetricia et Gynecologica Scandinavica, 2014, 93 (2): 138-143.

68. Teixidor Viñas M, Belli AM, Arulkumaran S, et al.Prevention of postpartum hemorrhage and hysterectomy in patients with morbidly adherent placenta: a cohort study comparing outcomes before and after introduction of the Triple-P procedure.Ultrasound in Obstetrics & Gynecology, 2015, 46 (3): 350-355.

69. 刘海意，林星光，乌剑利，等 . 子宫下段多方位螺旋式缝合成形术在凶险性前置胎盘手术中的应用 . 中华妇产科杂志，2016，51(10):754-758.

70. 赵先兰，杜莹莹，赵磊，等 . 腹主动脉球囊阻断下子宫修复成形术在凶险性前置胎盘合并穿透性胎盘植入的治疗作用 . 中华围产医学杂志 ,2017,20(9):644-648.

（张慧婧　整理）

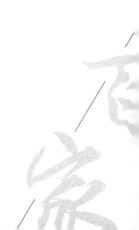

附录1　国际妇产科联盟关于妊娠期糖尿病的建议

国际妇产科联盟(FIGO)
关于妊娠期糖尿病的建议

1/4

FIGO提出妊娠期高血糖/
妊娠期糖尿病(GDM)
是影响全球健康的重要问题

妊娠期高血糖

是妊娠期妇女**最常**遇到的健康问题之一

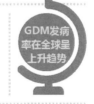

1/6 的新生儿是由妊娠期高血糖的母亲分娩

84% 是由GDM导致的

妊娠期高血糖/GDM：

- 导致**母亲死亡**
- 增加**母亲患病率**
- 增加**围产儿和新生儿患病率**
- 导致母亲和子代**远期不良结局**

GDM发病率在全球呈上升趋势

中低水平收入国家：

85% 全球**年分娩量**

80% 全球**糖尿病患**患病率

90% 全球**围产期母儿死亡**和不良**妊娠结局**

妊娠期我们有机会：

- **建立**医疗管理模式
- **促进**产妇健康
- **预防**隔代间非传染性疾病的传播

努力达到联合国可持续发展目标第三条"确保良好的健康与福祉"

由于妊娠期高血糖与不良妊娠结局和母儿远期患糖尿病间存在密切联系，我们需要加强对妊娠期高血糖的预防、筛查、早期诊断和管理

FIGO
INTERNATIONAL FEDERATION
OF
GYNECOLOGY & OBSTETRICS

The International Federation of Gynecology and Obstetrics (FIGO) Initiative on gestational diabetes mellitus: A pragmatic guide for diagnosis, management, and care. Int J Gynaecol Obstet,2015, 131 Suppl 3:S173-211.The FIGO GDM Initiative (Phase 1) was funded with an unrestricted educational grant from Novo Nordisk.

国际妇产科联盟(FIGO) 2/4
关于妊娠期糖尿病的建议

FIGO建议实行普遍筛查—— 所有妊娠期妇女都需通过一步法 进行妊娠期高血糖筛查

为什么要在妊娠期进行此项检查？

→ 母亲妊娠期血糖水平影响**母儿妊娠结局**

→ 孕期血糖检查是诊断和管理妊娠期高血糖的**唯一途径**

→ 只检查有高危因素的孕妇将会**漏诊一半GDM**患者

→ 妊娠远期结局和获益提示普遍检查是**经济有效**的

正确诊断：

诊断最好采用**静脉血**实验室检查，但标准化的**手持血糖仪**检测也是可被采用的

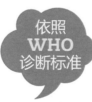

依照 **WHO** 诊断标准

实用的检查、诊断和管理指南需考虑各国的实际情况

 资金

 人力

 基础设施

各国都有义务全力推行最佳的检测管理模式！

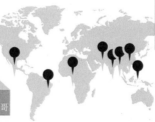

这八个国家的分娩量占全球55%,糖尿病患者占全球55%

尤其是:
印度、中国、尼日利亚、巴基斯坦、印度尼西亚、孟加拉国、巴西、墨西哥

FIGO
INTERNATIONAL FEDERATION OF GYNECOLOGY & OBSTETRICS

The International Federation of Gynecology and Obstetrics (FIGO) Initiative on gestational diabetes mellitus: A pragmatic guide for diagnosis, management, and care. Int J Gynaecol Obstet,2015, 131 Suppl 3:S173-211.The FIGO GDM Initiative (Phase 1) was funded with an unrestricted educational grant from Novo Nordisk.

国际妇产科联盟(FIGO) 3/4
关于妊娠期糖尿病的建议

FIGO建议所有国家
根据已有资源建立最佳的
GDM管理模式

密切随访

具有GDM管理经验的医生进行常规产检

GDM患者孕期**自我血糖监测**

生活方式管理

营养咨询和运动锻炼是降低远期肥胖、2型糖尿病和心血管系统疾病发病风险的关键

药物管理

如果生活方式干预不能有效地控制孕期血糖，二甲双胍、格列本脲和胰岛素可作为安全有效的药物治疗选择

胎儿超声评估有助于判断胎儿大小并诊断巨大儿（GDM最常见的并发症）

胎儿健康状态可以通过简单**胎动计数**或是其他**胎儿生理监测手段**（如胎心监护）来评估

孕期血糖控制良好且胎儿大小正常的孕妇可持续妊娠到 { **40～41** 孕周 }

当胎儿体重超过：应当考虑选择**择期剖宫产** { **4000克** }

产后应严密监测是否发生新生儿呼吸窘迫、新生儿低血糖

FIGO
INTERNATIONAL FEDERATION OF GYNECOLOGY & OBSTETRICS

The International Federation of Gynecology and Obstetrics (FIGO) Initiative on gestational diabetes mellitus: A pragmatic guide for diagnosis, management, and care. Int J Gynaecol Obstet,2015, 131 Suppl 3:S173-211.The FIGO GDM Initiative (Phase 1) was funded with an unrestricted educational grant from Novo Nordisk.

中
国
医
学
临
床
百
家

国际妇产科联盟(FIGO) 4/4
关于妊娠期糖尿病的建议

FIGO建议完善产后随访以改善母儿健康

产后目标

| 早期发现感染 | 支持母乳喂养 | 妊娠间隔建议 | GDM孕妇产后6~12周复查 | 产后持续血糖监测 |

对有以下疾病高危风险的母亲和子代，产后是开展早期预防干预的关键时期：

- 肥胖
- 代谢综合征
- 糖尿病
- 高血压
- 心血管疾病

对妊娠期糖耐量受损和有GDM病史的孕妇，**生活方式干预和二甲双胍**都能有效**预防**和**推迟糖尿病**的发生。

产科医生应联合其他医护人员，在为幼儿**接种疫苗**和**定期体检**的同时，完善产后随访。

妊娠前&妊娠间期的目标

提高**妊娠前咨询及检查**的接受度和可行性。

孕前普查：营养不良、贫血、超重和肥胖、高血压、糖尿病及甲状腺功能异常。

FIGO
INTERNATIONAL FEDERATION OF GYNECOLOGY & OBSTETRICS

The International Federation of Gynecology and Obstetrics (FIGO) Initiative on gestational diabetes mellitus: A pragmatic guide for diagnosis, management, and care. Int J Gynaecol Obstet,2015, 131 Suppl 3:S173-211.The FIGO GDM Initiative (Phase I) was funded with an unrestricted educational grant from Novo Nordisk.

附录 2　FIGO 营养指南

FIGO营养指南
针对青少年女性、妊娠前和妊娠期育龄女性

良好的营养很重要

营养不良
造成约
350万
妇女和儿童 **死亡**

营养过剩
正在增加
糖尿病和高血压等
慢性 非传染性疾病 的发生

微量营养素缺乏
影响全球 **20亿人口**
由缺乏 维生素和矿物质的
低营养膳食 所致

营养是首要因素

良好的营养 → 良好的健康
改善营养状况
并建立青少年女性及育龄女性妊娠前的健康
饮食习惯，有助于保障妊娠期健康和子代健康

共创健康未来
女性的 **体质与健康**
是自身及子代远期健康的基础

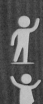

对于子代
有助于
降低生长迟缓、
肥胖和慢性非
传染性疾病的
风险，同时改善
认知和行为发展

FIGO 建议

更加 **注意**
母亲营养不良可增加自身
及子代非传染性疾病的风险

更加 **普及**
对育龄女性妊娠前的服务
以协助实现健康妊娠

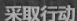

采取行动
改善青少年女性
和育龄女性的营养
健康状况

公共卫生方面
采取措施
加强营养教育，特别是
针对青少年女性和年轻女性

提高认识
女性营养状况可影响
自身及子代健康

FIGO
INTERNATIONAL FEDERATION
OF
GYNECOLOGY & OBSTETRICS

Taken from The International Federation of Gynecology and Obstetrics (FIGO) Recommendations on Adolescent,
Preconception, and Maternal Nutrition: "Think Nutrition First." Int J Gynecol Obstet. 2015.131(Suppl 4):S213-254.
The FIGO Initiative on Adolescent, Preconception and Maternal Nutrition (Phase 1) was
supported by an unrestricted educational grant from Abbott

Infographic produced by the Micronutrient Initiative
译者：王晨 杨慧霞

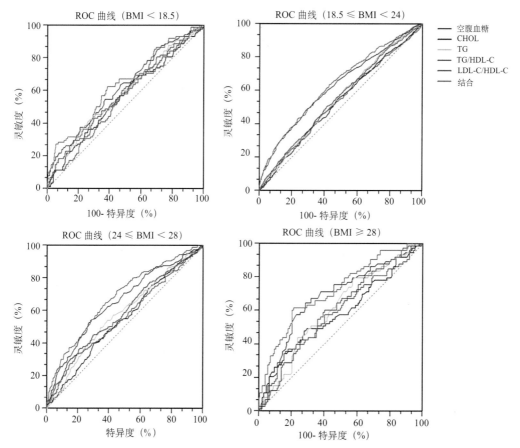

[引自：Wang C，Zhu W，Wei Y，et al.The Predictive Effects of Early Pregnancy Lipid Profiles and Fasting Glucose on the Risk of Gestational Diabetes Mellitus Stratified by Body Mass Index.J Diabetes Res，2016，2016：3013567.]

彩插 1　孕早期血脂和空腹血糖在不同孕前体质指数分层中对妊娠期糖尿病的预测作用

（见正文第 037 页）

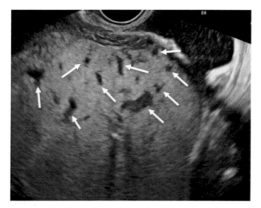

彩插 2　胎盘内多个无回声区（见正文第 168 页）

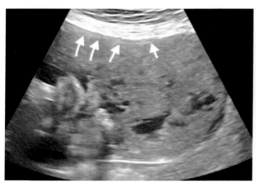

彩插 3　胎盘后间隙消失
（见正文第 169 页）

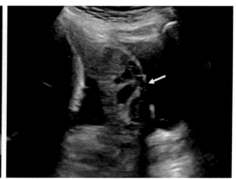

彩插 4　子宫浆膜与膀胱界限（膀胱线）
（见正文第 169 页）

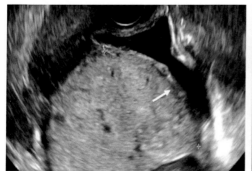

彩插 5　胎盘绒毛与子宫肌层界限不清
（见正文第 169 页）

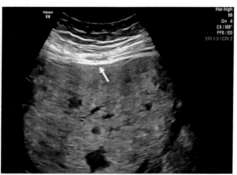

彩插 6　胎盘后肌层变薄（厚度小于 1mm）
（见正文第 169 页）

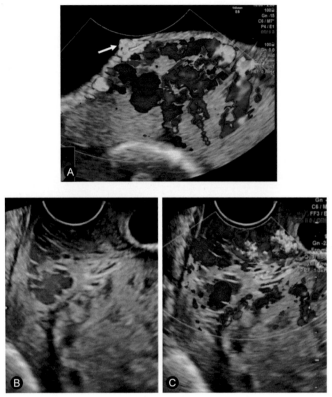

注：A：胎盘与子宫浆膜层之间可见丰富血流信号，部分血管穿透浆膜层达膀胱壁，提示胎盘累及膀胱壁。

B：宫颈缩短，宫颈前唇正常形态失常，前唇内可见多个不规则无回声区，与胎盘界限不清。

C：宫颈内可见丰富血窦样回声，提示胎盘累及宫颈。

彩插 7　胎盘侵及宫颈或膀胱（见正文第 169 页）

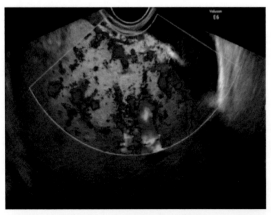

彩插 8　Doppler 超声下胎盘内低回声内丰富的血流信号（见正文第 170 页）

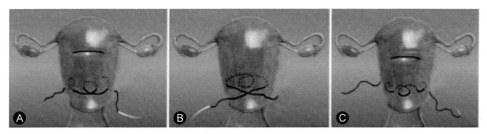

彩插 9　止血带捆绑子宫下段环形蝶式缝扎术示意（见正文第 174 页）